Ullstein

Über das Buch

Derzeit erlebt die Urintherapie eine Renaissance. Eine Trink-dich-gesund-Bewegung kreiert Urin als *das Heilmittel* gegen jegliche Beschwerden. Doch Vorsicht ist geboten. Es gilt, diese Fehlentwicklung der Urinanwendung rechtzeitig zu stoppen.

Rainer Holzhüter stellt im vorliegenden Buch nach vielfältigen Erfahrungen seine Urintherapie vor. Urin ist »kein besonderer Saft«, sondern Ausgangsmaterial einer naturnahen, weil körpereigenen Medizin. Körpereigener Harn wird in aufbereiteter, homöopathischer Form verabreicht. Erfolgreich ist die Therapie vor allem bei Hauterkrankungen, Rheuma und Allergien.

Sensationelle Fallschilderungen belegen, daß die Eigenharntherapie sogar noch dort helfen kann, wo bislang die Schulmedizin versagte.

Über den Autor

Dr. med. Rainer Holzhüter, Jahrgang 1947, studierte von 1967 bis 1972 Medizin und Theaterwissenschaft in Hamburg und Erlangen. Seine klinische Ausbildung absolvierte er an verschiedenen Krankenhäusern in Amberg und Hamburg in den Hauptfächern Chirurgie, Gynäkologie und Geburtshilfe.

Seit 1977 ist er in eigener Niederlassung als praktischer Arzt und Kassenarzt in Hamburg mit dem Schwerpunkt komplementäre und naturheilkundliche Medizin tätig. Mit großem Engagement setzt sich Dr. Holzhüter in der Öffentlichkeit für die Anerkennung erfolgreicher alternativer Behandlungsmethoden, wie zum Beispiel der Sauerstoff-Mehrschritt-Therapie, der Colon-Hydro-Therapie, der Urintherapie und der Misteltherapie, ein.

Dr. Holzhüter ist Präsident der Ärztegesellschaft für Sauerstoff-Mehrschritt-Therapie und Präsident der Deutschen Gesellschaft für Colon-Hydro-Therapie. Er ist Autor des Bestsellers »Wehrt Euch, Patienten! – Ein Kassenarzt packt aus«.

Dr. med. Rainer Holzhüter

Urin heilt

Das neue Therapiespektrum

Ullstein

Ratgeber
Ullstein Buch Nr. 35563
im Verlag Ullstein GmbH,
Frankfurt/M – Berlin

Originalausgabe

© 1995 Verlag Ullstein GmbH,
Frankfurt/M – Berlin
Alle Rechte vorbehalten
Umschlaggestaltung: Vera Bauer
Gesamtherstellung:
Ebner Ulm
ISBN 3 548 35563 3

Dezember 1995
Gedruckt auf alterungsbeständigem
Papier mit chlorfrei
gebleichtem Zellstoff

Die Deutsche Bibliothek – CIP-Einheitsaufnahme

Holzhüter, Rainer:
Urin heilt : das neue Therapiespektrum /
Rainer Holzhüter. – Orig.-Ausg. – Frankfurt/M ;
Berlin : Ullstein, 1995
(Ullstein-Buch ; Nr. 35563 : Ullstein-Sachbuch : Ratgeber)
ISBN 3-548-35563-3
NE: GT

Inhalt

Vorwort

Mit nicht geringem Erschrecken mußte ich in den letzten Jahren und Monaten erleben, daß die Eigenurintherapie dabei ist, sich fehlzuentwickeln. Das Endstadium dieser Entwicklung wäre erreicht, wenn der Friseurkunde beim Betreten des Salons gebeten würde, in einen Bleikristallpokal zu urinieren, und ihm der »besondere Saft« dann – nach Aromatisierung durch einen Geschmackskompositeur – während des folgenden Haarschnitts statt des obligaten Kaffees gereicht würde.

Wohlgemerkt, ich habe nichts gegen Friseure, sondern bin meinem Meister Leinung vielmehr seit 18 Jahren treu, aber das Szenario wäre das gleiche, als wenn die Barbiere wieder die Aufgaben der Chirurgen übernehmen würden.

Die Eigenurintherapie wirkt, wenn man den Urin als Ausgangsstoff einer individuell herzustellenden Arznei nimmt. Und wenn man diese Arznei individuell anpaßt. Diese Therapie setzt Erfahrung voraus. Erfahrung als Arzt. Erfahrung aber auch mit der üblichen, herkömmlichen Therapie.

Wer diese Erfahrung hat, kann Urin in spezieller Zubereitung als Heilmittel einsetzen. Auch dort, wo die herkömmliche Therapie versagt.

Das Wichtigste, was wir über die Eigenurintherapie wissen, ist in diesem Buch beschrieben und mit Beispielen belegt. Natürlich so, daß die schutzwürdigen Belange Beteiligter gewahrt sind. Das bedingt, daß Namen* und Umstände so verändert wurden, daß niemand sich oder einen anderen erkennen kann.

Trotzdem bleiben die Ereignisse in diesem Buch wahr, was nicht verhindert, daß wir täglich hinzulernen.
Bedanken möchte ich mich bei meiner Lektorin, Frau Gudrun Jänisch, deren Ratschläge mir eine wertvolle Hilfe waren.

Rainer Holzhüter

Die neue Urin-Trink-Bewegung

Schon wieder ein neues Buch über die Eigenurintherapie! Besonders die Ästheten werden diesen Stoßseufzer tun. Können denn die Harnophilen (verballhornt: Urinliebhaber) nicht ebenso heimlich ihrem zweifelhaften Genuß frönen wie etwa die Gummifetischisten oder die Koprophilen (aus dem Griechischen: Kotliebhaber)? Muß es denn wirklich sein, daß sich jeder, der eine ungewöhnliche, jedenfalls von den meisten als ekelhaft empfundene Vorliebe hat, outet? Oder – noch schlimmer – zum Missionar wird, der die anderen zum Mitmachen bewegen möchte?

Ich kann diejenigen, die diese Fragen stellen, beruhigen. Ich stimme mit den Entsetzten überein: Auch ich würde kein Glas mit meinem eigenen Urin herunterschlucken können. Und warum auch? Im Gegensatz zu vielen, die ungeprüft Erfahrungen von Urintrinkern wiedergeben, habe ich die Berichte hinterfragt. Und ich bin zu dem Ergebnis gekommen, daß die Eigenharnanwendung in der primitiven Urform – also das Trinken des reinen, nicht bearbeiteten, eigenen Urins – medizinisch nicht empfohlen werden kann. Damit stehe ich zwar im Gegensatz zu den Aussagen von vielen Urinliebhabern. Aber es sind meine Erfahrungen, die ich als verantwortungsvoller Arzt und Therapeut gemacht habe, denn das Trinken von Urin, obwohl es unschädlich, zeigt allenfalls geringe Wirkung.

Folglich wird in diesem Buch von einer anderen Urintherapie die Rede sein: der Anwendung des *be-* oder *verarbeiteten* eigenen Urins in verschiedenen Formen. Es ist eine Therapie, die sich vieltausendfach bewährt hat, eine Therapie, die wirklich hält, was die primitive Urform des Urintrinkens verspricht.

Wie konnte es aber so weit kommen, daß inzwischen schätzungsweise eine halbe Million erwachsener Menschen in Deutschland glaubt, daß das einfache Trinken des eigenen Urins – so eklig es für die meisten auch weiterhin sein mag – der Schlüssel zur Heilung fast aller Krankheiten sei? Ein vergleichsweise schmales Buch ist zur Bibel der »Bewegung« geworden. Ein Buch, in dem eine engagierte Journalistin das wiedergibt, was ihr die Hörer einer Rundfunksendung von sich aus erzählt haben. Und es ist von schier unglaublichen Erfolgen die Rede. Fast glaubt man, daß Lahme wieder gehen, Taube wieder hören und Blinde wieder sehen können, wenn sie nur täglich einige Schlucke ihres eigenen Urins, dieses »ganz besonderen Safts«, zu sich nehmen.

Ich glaube nicht daran. Ich kenne viele Patienten mit chronischen Erkrankungen, die mir berichtet haben, daß sie in ihrer Verzweiflung über die Erfolglosigkeit der üblichen (herkömmlichen, meist medikamentösen) Therapie »sogar schon den eigenen Urin getrunken« hatten. Aber selbst diese heroische Tat war ohne Erfolg geblieben.

Das Auseinanderklaffen zwischen den Erfolgsberichten der Rundfunkhörer und dem, was die Patienten dann tatsächlich erleben, ist psychologisch einfach zu erklären. Jemand, der etwas betreibt, das für die Mehrheit abstoßend und unannehmbar ist, gesteht nicht öffentlich ein: »Es hat mir nichts gebracht.« Er würde sich selbst der Lächerlichkeit preisgeben. Unter dem Motto »Der Erfolg gibt mir recht« kann man aber alles mögliche verbreiten, Hauptsache, der Berichterstatter weiß das Ergebnis seiner Bemühungen eindrucksvoll darzustellen.

Jeder von uns kennt das bei Kindergeburtstagen beliebte und tatsächlich auch lehrreiche Spiel »Stille Post«: Max denkt sich eine kleine Geschichte aus und flüstert sie Franziska ins Ohr. Franzi versteht nur die Hälfte, hat aber eine wunderbare Phantasie. Moritz ist glücklich, daß er neben Franzi sitzt. Er weiß gar nicht mehr, was sie ihm zugeflüstert hat, aber es hat so schön gekitzelt. Trotzdem fällt ihm etwas ein, und er erzählt es Florian ins Ohr. Den Kindern genügt meist ein Durchlauf, um eine Geschichte zu bekommen, die mit der ursprünglichen absolut nichts mehr zu tun hat.

Das Spiel gewinnt im Rundfunk und Fernsehen ganz andere Dimensionen:

Ich habe es selbst erlebt!

Nachtprogramm des Senders VULT
jeden Donnerstag 23.11 bis 23.55 Uhr
Zuschauer erzählen ein eigenes Thema – eine Erzählshow mit

Heinz Weiser*
Moderator: Hallo, liebe Freunde des guten Gesprächs. Für diejenigen, die heute das erste Mal dabei sind, hier die Spielregeln. Wir geben gleich eine Telefonnummer bekannt. Der erste Anrufer beginnt. Und zwar erzählt er eine Geschichte zu einem Thema, das Sie, liebe Zuschauer, selbst ausgewählt haben. Er kann so lange erzählen, wie er will. Aber bitte keine Pausen. Auch nicht zum Luftholen. Wenn eine Pause kommt, ist Schluß. Ich drücke dann diese Tute (hupt). Also: Schluß ist auch, wenn eine längere Pause als eine Sekunde gemacht wird. Und natürlich, wenn etwas nicht zum Thema gehört. Erschwert wird die ganze Sache dadurch, daß der erste Anrufer noch nicht weiß, welches Thema wir heute behandeln werden. Natürlich können Sie einen wertvollen Preis gewinnen. Das ist heute – und wenn Sie das Thema hören, wissen Sie warum – eine Schiffsreise. Jawohl, eine Schiffsreise, und zwar 14 Tage in die Karibik. Näheres dazu später. Die beste Geschichte jedenfalls gewinnt. Bevor wir beginnen, stelle ich Ihnen die heutige Jury

vor. Das ist einmal Paul Fütterer*, Bergsteiger und Extremabenteurer, der jahrelang unter Schamanen gelebt hat. In der Mitte Jutta Groß*, diesjährige Gewinnerin eines Vorlesewettbewerbs in Bremen. Und an ihrer linken Seite ein Experte, den ich eigentlich nicht vorstellen muß: Professor Dr. Dr. Perrier*, unser altbewährter Medizinhistoriker von der Universität Saarbrücken. So, dann können wir beginnen. Ich rufe die Regie, bitte jetzt die Telefonnummer einblenden. Da ist auch schon der erste Anrufer. Guten Abend, mit wem spreche ich?

Mein Name ist Eva Reiber.*

Wie alt sind Sie, und woher kommen Sie?

Ich bin 42 Jahre alt und komme aus Wuppertal.

Haben Sie die Spielregeln verstanden?

Jawohl.

Können Sie bestätigen, daß wir uns nie zuvor gesprochen haben und daß Sie das heutige Thema nicht kennen?

Das kann ich bestätigen, jawohl.

Dann kann es losgehen. Das heutige Thema lautet: Urin – Saft des Lebens. Damit Sie einen Moment Zeit haben, zu überlegen, blenden wir jetzt noch einmal unsere Telefonnummer ein. Aber jetzt, los geht's!

Ach, Herrgott, nee, was soll ich dazu sagen. Mein Vater hat mal erzählt, daß die Soldaten immer, wenn die Stiefel nicht richtig paßten, reingepinkelt haben. Dann wurde das Leder weicher, und es gab beim Laufen keine Blasen an den Fü-

ßen. Er hat den Rußland-Feldzug mitgemacht als Infanterist, und er hat immer gesagt, das einzige, was einigermaßen funktionierte, waren die Füße . . .

Danke schön, danke schön, das hat nun mit dem Thema gar nichts mehr zu tun. Der nächste Anrufer bitte.

Hier spricht Erna Rautenberg* aus Osnabrück. Wir haben immer, wenn wir uns als Kinder verletzt haben, auf die Wunde gepinkelt. Das hatten wir von der Großmutter gelernt. Die hat gesagt, Kind, nichts heilt so gut wie Urin, keine Pflanze, keine Creme, keine Salbe . . .

Einundzwanzig, zweiundzwanzig, aus. Wen haben wir jetzt am Telefon?

Oelkers, Karl Oelkers* aus Elmshorn. Ich hatte Rheuma, furchtbares Rheuma, das ich mir beim Holzhacken geholt habe. Kein Arzt konnte helfen. Kurzwelle, Salben, Fango, Massagen, alles versucht. Immer das Reißen in der Schulter. Und die Arbeit mußte weitergehen. Ich habe damals einen Carport gebaut. Am Wochenende, in der Freizeit. Montag wollten wir in Urlaub fahren. Und Sonnabend nachmittag wieder dieser furchtbare Schmerz. Keine Apotheke geöffnet. Keine Tabletten im Haus. Da hab ich mich an ein altes Hausmittel erinnert. Darüber hatte ein Onkel berichtet, der Waldarbeiter war. In der schlechten Zeit. Nichts zu essen und auch sonst nichts. Ich habe also in eine Tasse uriniert und habe den Urin dann getrunken. War natürlich eklig. Aber was soll ich sagen, Sonntag waren die Schmerzen schon weniger. Ich hab dann noch eine Tasse getrunken, und Montag sind wir in Urlaub gefahren. Nach Kreta. Und als wir nach zwei Wochen zurückkamen, war mein Arm wieder gut.

Eine schöne Geschichte. Herr Professor Perrier, was sagen Sie dazu?

Ein gar nicht so ungewöhnlicher Heilverlauf. Wir kennen die heilsame Wirkung des eigenen Urins aus anderen Kulturen. Die Inder beispielsweise bevorzugen den Morgenurin. Zahlreiche indische Politiker sind durch den Genuß ihres eigenen Urins steinalt geworden und erfreuten sich bis ins hohe Alter geistiger Frische. Und natürlich ausgezeichneter Beweglichkeit. Das haben wir ja auch von dem Erzähler eben gehört. Ich bin sehr gespannt darauf, was wir heute noch hören werden.

Professor Perrier wurde nicht enttäuscht. Von Anrufer zu Anrufer wurden die Geschichten ausgelassener, ja dramatischer. Gewonnen hat schließlich einer, der erzählte, daß er seinen Bauchspeicheldrüsenkrebs – eine eigentlich nicht heilbare Krankheit, die gewöhnlich rasch zum Tode führt – durch einige Schlückchen seines Urins besiegt habe.

Was hier wie Kabarett erscheint, könnte Ausgangspunkt der Urin-Massenhysterie gewesen sein. Die schließlich darin gipfelte, daß uns ein Gaukler aus einem westlichen Nachbarland mit seinem Einfall des Urins als »goldener Fontäne« meinte bekannt machen zu müssen. Die Urinbewegung hatte die Grenzen überschritten.

Noch einmal: Nicht jede Abstrusität kann dadurch gerechtfertigt werden oder ihre ethische und ästhetische Begründung finden, daß auf die Geschichte verwiesen wird. Der Steinzeitmensch hatte zu seinen Exkrementen vermutlich eine andere Beziehung als wir. Aber er hatte auch keinen champagnersensibilisierten Gaumen. Auch der Kannibalismus ist in bestimmten »Kulturen« anerkannt. Römische Herrscher hielten sich Lustknaben. Heute würde die Vermittlung eines solchen sicher auf der Referentenebene des Bundeskanzleramts scheitern.

Die Geschichte der Eigenurintherapie nach Holzhüter

Außer für den Medizinhistoriker und für einige geschichtlich interessierte Laien mit Spezialgebiet dürfte der historische Hintergrund der Urin-Trink-Bewegung uninteressant sein. Möglicherweise wäre das Interesse größer, würden nicht die elektronischen Medien, sprich: die Betreiber von Videotheken (besser: Schmuddelfilm-Verleiher), die Lust am Abnormen in reichem Umfang befriedigen. Wer heute so unkompliziert seiner Neigung nachgehen kann, sich von Zombies und Voodoo-Magiern im Blutrausch ein wohliges Schauergewitter im Bauch oder sonstwo entfachen zu lassen, der wird für den exkrementschlürfenden Anwohner von Neu-Delhi nur ein Achselzucken übrig haben. Die Abstumpfung vieler Mitmenschen ist so weit vorangekommen, daß die Darbietungen der modernen Real-Zombies von prominenten Schauspielern der Film- und Fernsehbranche ohne nachhaltige Folgen für die Seele bleiben.

Als ich vor fast 20 Jahren zum ersten Mal von der Möglichkeit hörte, sich mit eigenem Urin zu behandeln, war das noch ein Thema, das nicht frei in der Öffentlichkeit diskutiert werden konnte. Selbst ein Gespräch im kleinen Kreis hätte zu einem Naserümpfen beim Gegenüber geführt und die Gefahr in sich getragen, daß man fortan nicht mehr ernst genommen worden wäre. Kurz: Selbst überzeugende Berichte von Eigenurinanwendern wären dazu verdammt gewesen, ohne Resonanz zu bleiben.

Kalle und die Pest von Bombay

Karl-Heinz Kröger* war einer meiner ersten Patienten in meiner Praxis in Hamburg-Wilhelmsburg gewesen. Ein Bankangestellter wie aus dem Bilderbuch: mausgrauer Einreiher von Müller-Wipperfurt, weißes Hemd mit ein bis zwei Nummern zu großem Kragen, damit es auch bei großer Hitze bequem zu schließen war, zu den braunen Halbschuhen die üblichen mittelgrauen Nyltest-Rippen-Socken. Die einzige Abweichung, die Kröger sich gestattete, war eine Seidenkrawatte mit buntem Blumenmuster. Diese Besonderheit stand ihm zu, wie ich später insgeheim bestätigen mußte, nachdem ich nach und nach seine Lebensgeschichte erfahren hatte. Der große Knoten stand in vollkommenem Kontrast zu seinen 165 Zentimetern Größe. Durch das altmodisch gewellte weiße Haar war Kröger eine ungewöhnliche Erscheinung.

Er fiel uns zum ersten Mal auf, als er sich meiner Frau an der Anmeldung vorstellte. Er legte die abgewetzte Rindleder-Aktentasche auf den Tresen:

»Guten Tag, gnädige Frau, mein Name ist Kröger von der Dresdner Bank.«

»Es ist zwecklos, wir haben alles mit der Deutschen Bank gemacht.«

»Gnädige Frau, ich komme als Patient.«

Es stellte sich heraus, daß Kröger wirklich bei der Bank war – als Haus- und Stadtbote. Endstation für einen Mann, der ein, wie ich später erfuhr, überaus interessantes Leben hinter sich hatte. Ich bekam eine erste Ahnung davon, als ich nach wenigen Wochen zum Hausbesuch gerufen wurde. Ich läute an der Wohnungstür, mir wird aber nicht geöffnet, sondern Kröger ruft hinter der Tür aus der Ferne: »Moment, Doc, ich bin gleich soweit.« Kurz darauf erklingt der Triumphmarsch aus Verdis »Aida«. In voller Lautstärke, die Kröger erst runterregelt, nachdem ich in einem mächtigen Brokatsessel im Wohnzimmer Platz genommen

habe. »Doc, ich habe Ihnen ein Schinkenbrot zubereitet.«
Er sagt tatsächlich »zubereitet«. »Trinken Sie ein Bier? Sie
gestatten, daß ich mir einen Cognac einschenke. Sie sollen
es guthaben, wenn Sie schon Ihre Mittagspause bei mir ver-
bringen.« Während Kröger das Pils aus dem Kühlschrank
holt, schaue ich mich im Zimmer um. Es entspricht in keiner Weise dem, was man sich unter einer »Junggesellen-
bude« vorstellt. Im Zimmer liegen neben dem Persertep-
pich weitere Orientbrücken. Auf der Kommode und dem
Schrank stehen und liegen exotische Absonderlichkeiten:
ein Vogel aus Kuhhorn geschnitzt, ein ausgestopfter Alli-
gator, eine muschelbesetzte Schmuckkiste, ein Zigaretten-
kistchen als Intarsienarbeit. An der Wand neben einem
Bärenfell eine offenbar argentinische Gauchopeitsche.
Und überall Schiffsbilder: Frachter und Riesentanker, da-
zwischen immer wieder Kröger als Matrose. Als ich gerade
aufgestanden bin, um das einzige Bild, das ihn nicht zeigt,
zu betrachten, kommt Kröger aus der Küche zurück.
»Meine Frau. Als sie starb, ging ich auf See.«
Ich frage gar nicht mehr, warum er mich eigentlich zum
Hausbesuch gerufen hat. Es ist offensichtlich, daß er lange
auf einen Zuhörer gewartet hat, und sein Instinkt mußte
ihm gesagt haben, daß ich der richtige sei. Zwei Voraussetzungen hatte ich mitgebracht: eine Vorliebe für das Ungewöhnliche und die Begeisterung für alles, was mit Seefahrt
zu tun hat.
Kröger hatte viele schöne Geschichten. Einmal erzählte er
mir von Bombay. Sie seien dort nicht von Bord gekommen,
weil das Gerücht umlief, die Pest sei in der Stadt. Irgendein
Hafenbeamter habe dann erzählt, das einzige Mittel, mit
dem man sich schützen könne, sei, den eigenen Urin zu
trinken. Manchmal helfe das auch noch bei Ausbruch der
Krankheit. Kröger sah mein ungläubiges Gesicht und be-
merkte, so unwahrscheinlich sei das nicht, denn er habe
schließlich selbst einige Erfahrung mit der Anwendung
von Eigenurin. Bei Halsentzündungen lehne er Penicillin

grundsätzlich ab, sondern gurgele statt dessen lieber mit seinem Urin. Am nächsten Tag sei alles wieder in Ordnung.

Ich dachte damals, ob nicht vielmehr der Whisky gewirkt habe, mit dem er dann vermutlich den Geschmack weggespült hatte. Aber Kröger wußte von weiteren Fällen zu berichten. Warzen seien durch regelmäßiges Betupfen mit Urin verschwunden. Ein Matrose hätte regelmäßig seinen Urin getrunken, und der sei noch nicht einen Tag krank gewesen.

Meine Neugier war geweckt. Ich machte mich auf die Suche und fand ein kleines Buch über die Anwendung des eigenen Urins. Neben der üblichen »Trinkkur« war dort die Verabreichung mit Spritzen beschrieben. Das war endlich eine akzeptable Methode. Aber würden nicht Infektionen

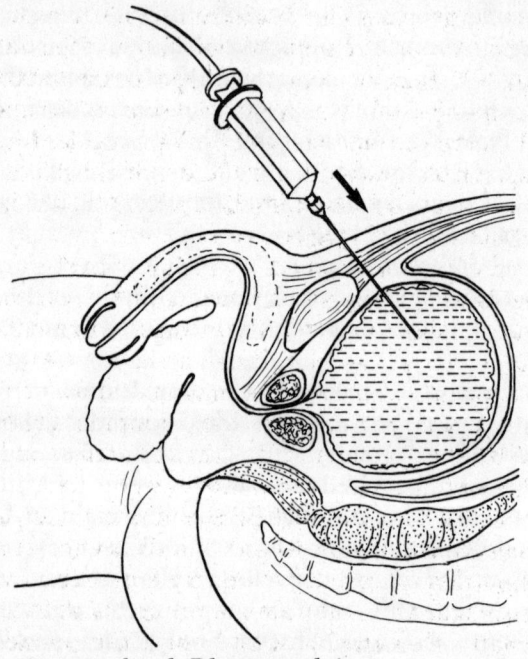

Uringewinnung durch Blasenpunktion

entstehen, würde es nicht zur Ausbildung von Abszessen an der Injektionsstelle kommen? Berechtigte Fragen – obwohl ja Urin, sofern er unter entsprechenden Bedingungen gewonnen wird, keimfrei ist. Entsprechende Bedingungen: das hieße – wollte man ganz korrekt sein – Blasenpunktion (Abb. S. 18). Auch der sogenannte Mittelstrahlurin wäre zu unsicher. Mittelstrahlurin wird so gewonnen, daß die Harnröhrenmündung mit einer Desinfektionslösung keimfrei gemacht wird. Dann wird der erste Teil des Urinstrahls »verworfen«, das heißt ins Toilettenbecken uriniert. Schließlich hält man das sterile Auffanggefäß in den Strahl und erhält so den (aller Wahrscheinlichkeit nach, sofern keine Harnwegsinfektion vorliegt) keimfreien Mittelstrahlurin. Beide Methoden haben erhebliche Nachteile. Die Blasenpunktion erfordert ein gewisses Geschick, das schon bei vielen Ärzten, die Mühe mit der Venenpunktion haben (»Sie haben ganz schlechte Venen!«), nicht unbedingt vorausgesetzt werden kann, und sie ist mit – wenn auch geringen – Schmerzen für den Patienten verbunden. Die Gewinnung des Mittelstrahlurins setzt eine gewisse manuelle Geschicklichkeit beim Patienten voraus und zumindest Grundkenntnisse hinsichtlich der Einhaltung der Hygiene.

Um die Eigenharnanwendung in Injektionsform auch für solche Anwender möglich zu machen, die die beschriebenen Voraussetzungen nicht erfüllten, wurde vorgeschlagen, den Urin, der ohne besondere Vorschriften ins Auffanggefäß gelassen wurde, mit einer chemischen Substanz, wie z. B. Phenol, keimfrei zu machen. Diese Empfehlung schien mir völlig daneben. Ich konnte doch nicht durch irgendeine chemische Substanz, von der niemand wußte, wie sie auf den Körper wirkt, das natürliche Behandlungsprinzip der Eigenurinanwendung verfälschen. Vor allen Dingen aber: Die Eigenharntherapie sollte gerade zur Behandlung von Allergikern nützlich sein. Den Patienten mit erhöhter Allergiebereitschaft würde ich gefährden, wenn ich ihm eine chemische Substanz mit hohem Allergiepotential verabreichen würde.

Es galt also, eine Substanz zu finden, mit der Urin auf sichere und zugleich schonende Weise keimfrei gemacht werden kann, ohne daß Reaktionen beim Patienten zu erwarten sind. Die Lösung des Problems hieß: Ozon.

Ozon – wesentlicher Bestandteil der Eigenharntherapie

Über kaum eine »alternative« Heilmethode ist in jüngster Zeit so viel Unsinn geredet bzw. geschrieben worden wie über die Ozontherapie. Über Ozon zu sprechen fühlen sich viele berufen. Der Gesundheitsminister, Verkehrsminister und Umweltminister, natürlich unsere lieben und wohlmeinenden Quotenfrauen sind als Ministerinnen pflichtgemäß erschreckt und aufgescheucht angesichts des »Todesgases«. Die Wahrheit ist, daß Ozon völlig ungefährlich ist, wenn es therapeutisch richtig eingesetzt wird. In höherer Konzentration sollte es allerdings nicht längere Zeit eingeatmet werden, da es dann zu Reizungen der Atemwege führt. Wobei berücksichtigt werden muß, daß diese gefährlichen Konzentrationen in der Natur nie erreicht werden. Ich habe jedenfalls noch nie einen Patienten gehabt, dem bei als »ozongefährlich« eingestuften Wetterlagen die Augen getränt hatten oder der über einen anhaltenden Hustenreiz geklagt hatte.
Anderseits habe ich viele Patienten, deren Abwehrsystem als ausgesprochen empfindlich ausgewiesen war, mit Ozon behandelt, ohne dabei jemals eine besondere Reaktion erlebt zu haben, auch wenn die Patienten einer »Ozonwolke« ausgesetzt waren, was durch die Anwendungstechnik manchmal unvermeidlich ist.
Natürlich soll Ozon nicht eingeatmet werden. Es wird in aller Regel als Blutbehandlungsmittel eingesetzt: Dem Patienten wird Blut abgenommen, dieses Blut wird in einer Infusionsflasche mit einem Ozon-Sauerstoff-Gemisch ver-

setzt, und dann wird dieses so behandelte Blut in den Körper zurückinfundiert. Durch diese Behandlung werden verschiedene Effekte erreicht: Das Ozon greift in den Zellstoffwechsel ein, und es kommt u. a. zu einer Verbesserung der Transportfunktion der roten Blutkörperchen für Sauerstoff. Auch wird beispielsweise der Fettstoffwechsel (»Cholesterin«) günstig beeinflußt. Ich habe in den vergangenen Jahren viele tausend solcher Ozonbehandlungen durchgeführt, ohne auch nur in einem einzigen Fall eine Komplikation erlebt zu haben.

In meinem Buch »WEHRT EUCH, PATIENTEN!« habe ich ausführlich darauf hingewiesen, wie auch – nach eigenem Bekenntnis – angesehene Wissenschaftler Methoden fehldeuten, wenn sie keine eigene Erfahrung mit der Methode haben. Die inzwischen pensionierte Vaterschaftsgutachterin Frau Professor Oepen spricht der Ozontherapie eine Gefährlichkeit dadurch zu, daß sie sagt, man könne mit ihr Hepatitis (eine Leberentzündung) übertragen. In Wahrheit ist das Gegenteil richtig. Man kann Leberentzündungen, und auch die besonders gefährlichen infektiösen, mit Ozon bessern, im Idealfall heilen. Nur: Irgend jemand hat es einmal falsch gemacht und eine infizierte Kanüle bei der Ozontherapie benutzt, eine Schlamperei, die nicht vorkommen darf und beim sorgfältig arbeitenden Arzt auch nicht vorkommen kann. Der in solcher Weise Mißhandelte bekam eine Leberentzündung. Das hatte offensichtlich nichts mit dem Ozon zu tun, sondern mit mangelnder Hygiene. Es wäre auch passiert, wenn am anderen Ende der Kanüle die Spritze mit dem Allerweltsmittel Novalgin aufgesetzt gewesen wäre. Frau Oepen aber griff den Vorgang auf und zog wieder einmal gegen die Ozontherapie zu Felde.

Bei der Behandlung der infektiösen Hepatitis machen wir uns u. a. die sehr starke keimtötende Wirkung des Ozons zunutze. Die meisten kennen diese Wirkung aus Schwimmbädern, wo das Wasser mit Hilfe von Ozon keimfrei gemacht wird.

Diese Wirkung war auch mein Grundgedanke beim Einsatz des Ozons bei der Eigenharntherapie. Wenn der Urin für kurze Zeit (ca. 20 Sekunden) mit Ozon durchperlt wird, dann ist er sicher keimfrei, auch wenn er nicht unter sterilen Bedingungen gewonnen wurde. Wir können den Urin dann ohne Bedenken spritzen. Warum der Urin bearbeitet werden muß, damit die gewünschte Wirkung eintritt, werde ich später erläutern (Seite 36 ff.).

Schon damals hätten wir mit dieser Methode vielen Patienten helfen können. Aber die Zeit war noch nicht reif für eine so vielfältige Anwendung, wie sie heute durchgeführt wird. Ich mußte damals die Erfahrung machen, daß die Patienten nur selten bereit waren, aus eigener Tasche für eine Methode zu bezahlen, die noch nicht die sogenannte allgemeine Anerkennung hatte. Akzeptiert wurden von den Patienten nur die Methoden, die von der Krankenkasse bezahlt wurden. Und das, obwohl diese »allgemein anerkannten« Verfahren wirkungslos waren, wie wir gerade auch immer wieder an den »Salbenstreichbemühungen« der Hautärzte feststellen mußten.

Hätte ich gewußt, welches phantastische Therapieverfahren ich damals in der Hand hatte – ich hätte viele Dutzend Patienten kostenfrei behandelt. In der Anfangszeit meiner Niederlassung als Arzt aber war ich gezwungen, einkommensorientiert zu arbeiten, auch wenn das mit Methoden geschah, die sich als unwirksam herausstellten. Diese wurden aber von den Krankenkassen bezahlt. Das Verfahren meiner speziellen Eigenharnanwendung aber legte ich zunächst auf Eis.

Um so größer war meine Überraschung, als ich einige Zeit später von einer Therapie hörte, die ein Arzt entwickelt hatte und die offensichtlich auf einem ähnlichen Prinzip basierte. Ich besuchte einen Kursus für die Methode und setzte sie fortan in meiner Praxis ein. Ozonisiertes Blut und ozonisierter Urin des Patienten wurden eingeschickt. Nach einem nicht näher beschriebenen Verfahren wurden bestimmte Substanzen aus dem Blut und dem Urin gewonnen, und nach einigen Wochen kamen diese bearbeiteten Substanzen – in Ampullen abgefüllt – in der Praxis per Post an. Die Anwendung war einfach: Nach einem Standardschema wurden die Substanzen gespritzt. Auch die Therapiekosten waren vertretbar. Der Erfinder erhielt 600 Mark, das Labor ebenso, und für weitere 600 Mark behandelten wir den Patienten so lange, bis die Ampullen aufgebraucht waren, was manchmal über ein Jahr dauerte.

Es wäre eine ideale Methode gewesen, wenn der Erfolg wirklich so eingetreten wäre, wie das vom Erfinder behauptet wurde. Aber statt sich zunächst auf die wichtigsten Anwendungsgebiete Hautkrankheiten und Allergien zu konzentrieren, wurde uns in Aussicht gestellt, daß nahezu alle Krankheiten mit dieser Therapie geheilt werden können.

Krebs sei mit der Therapie zu besiegen, Rheumabehandlung sei eher eine leichte Übung, auch bei Aids seien die Erfolgschancen beträchtlich. Als meine Skepsis wuchs, entwickelte der Erfinder einen neuen Vertriebsweg. Er verkaufte die Rechte an dem Verfahren seinem technischen Mitarbeiter und seinem Rechtsanwalt, die beide sogleich eine Firma gründeten, um das Ganze auf eine solide, kommerzielle Basis zu stellen. Das gelang: Die Lösungen kosteten fortan nicht mehr 1200 Mark, sondern das Zwei- bis Dreifache. Damit war diese Therapie für mich endgültig gestorben. Solche Preise, zu denen die Therapiekosten kamen, konnte ich weder gegenüber den Patienten noch gegenüber den Krankenkassen verantworten. Eines hatte ich bei der ganzen Geschichte aber wieder einmal festgestellt: Die Krankenkassen übernehmen bei vernünftiger Argumentation auch für eine solche, nicht allgemein übliche Methode auf Einzelantrag hin die Kosten. Eine Erfahrung, die mir bald wertvolle Hilfe leisten sollte.

Filterstation Nieren: Wie der Harn entsteht

Das für jeden von uns erkennbare Ergebnis der Nierenfunktion ist der Urin. Aber die Nieren haben auch noch andere, vielfältige Aufgaben zu erfüllen. Sie regulieren z. B. den Wasser-, Mineral- und Säure-Basen-Haushalt unseres Körpers. In gewissem Sinn sind unsere Nieren auch Drüsen: Sie bilden und scheiden Hormone aus. Erwähnt werden soll nur das Renin, welches gefäßverengend und blutdrucksteigernd wirkt.

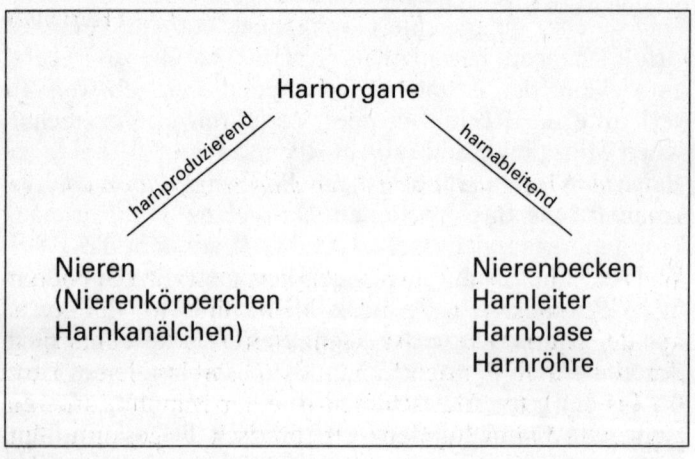

Unsere Nieren befinden sich rechts und links neben der Wirbelsäule. Sie sind nierenförmig; hier stimmen Sprache und Tatsache überein – im Gegensatz zum Herzen, welches keineswegs herzförmig ist.

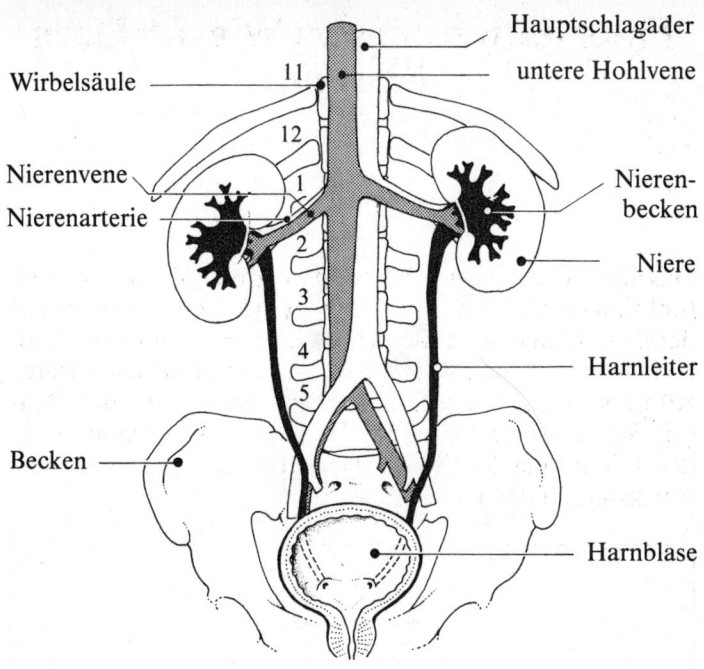

Hauptschlagader

untere Hohlvene

Wirbelsäule — 11

12

Nierenvene

Nierenarterie

1

2

3

4

5

Nieren-
becken

Niere

Harnleiter

Becken —

Harnblase

*Lage der Nieren und ableitenden Harnorgane (von vorn ge-
sehen)*

Wie auf obiger Abbildung ersichtlich, treten in der Nieren-
mitte die Nierenarterie in die Niere und die Nierenvene
aus der Niere heraus. Aus dem Nierenbecken entspringt
der Harnleiter, der den Urin in die Harnblase leitet. Etwa
0,7 bis 1,2 Liter Blut strömen in einer Minute durch die
Nieren. In 5 bis 6 Stunden ist theoretisch die gesamte Blut-
menge durch die Nieren geflossen. Man unterscheidet eine
äußere Rindenschicht und eine innere Markschicht, welche sich aus ca. 15 Pyramiden zusammensetzt. Die Spitzen
der Pyramiden ragen in das Nierenbecken. Die Nierenrinde umhüllt die Pyramiden (Abb. 3).

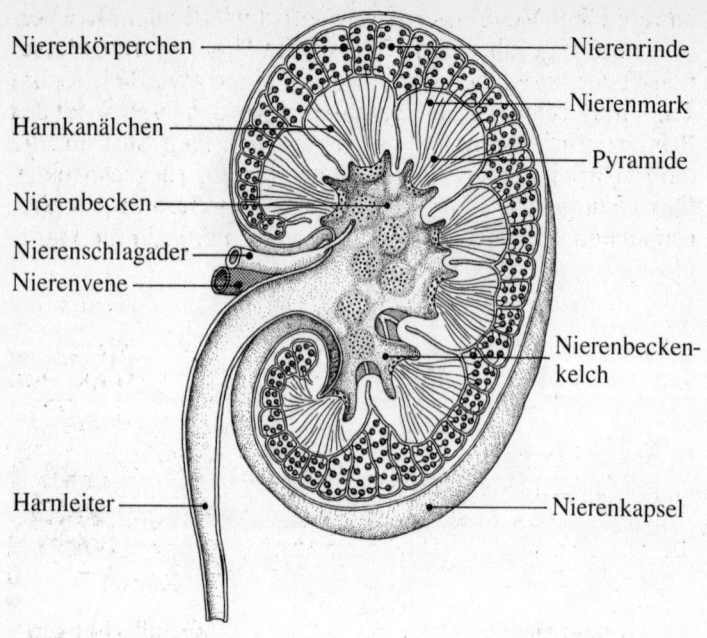

Nierenkörperchen

Harnkanälchen

Nierenbecken

Nierenschlagader
Nierenvene

Harnleiter

Nierenrinde

Nierenmark

Pyramide

Nierenbecken-
kelch

Nierenkapsel

Feinbau der Niere

Die Nierenarterie verzweigt sich in immer feinere Äste
und Haargefäße (Kapillaren). Sie bilden Schlingen, die
in einer Kapsel liegen, die den Harn aufnimmt (als Vergleich: eine Hand, die sich in einen aufgeblasenen Luft-
ballon preßt). Diese Gebilde sind die Nierenkörperchen
(Glomerula). Sie haben jeweils ein zuführendes und ein
abführendes Gefäß. Durch den Blutdruck wird das Blut
durch die Gefäßschlingen gepreßt. Die Gefäßwände besitzen feinste Poren, die nur elektronenmikroskopisch
sichtbar sind. Sie wirken wie ein Sieb. Wasser und darin
gelöste Substanzen können diesen Filter passieren. Blut-
zellen und Eiweiße sind zu groß und werden zurückge-

halten. Über Venen werden sie sofort wieder dem Körper-kreislauf zugeführt. Das Wasser und die »durchgelasse-nen« Teile bilden den Primärharn. Es sind etwa 30 Liter am Tag. Im Bereich der Harnkanälchen werden 99 Prozent des Primärharns zusammen mit lebenswichtigen Stoffen, die dem Körper nicht verlorengehen dürfen, rückresorbiert. Der Urin gelangt durch die Sammelröhrchen in das Nie-renbecken und von dort durch die Harnleiter in die Harn-blase.

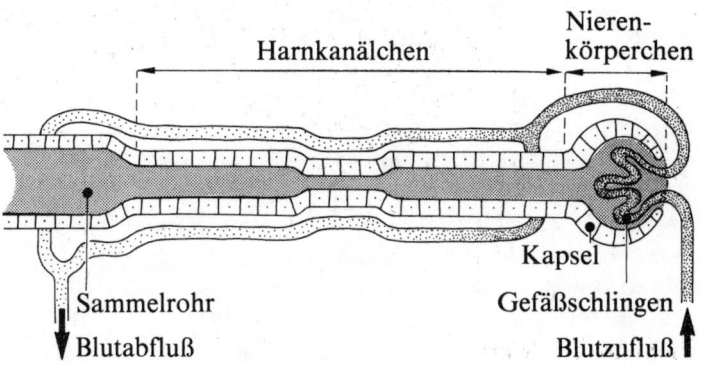

Schematische Darstellung von Nierenkörperchen und Harnkanälchen (Nephron)

Die Harnaufbereitung ist ein aufwendiger, energiever-brauchender und lebensnotwendiger Prozeß. Die Farbe des Urins läßt viele Rückschlüsse auf Krankheiten und Be-schwerden zu. Im Kapitel »Die Harnschau – vergessene Diagnostik« wird ausführlich darauf eingegangen.

Die Harnschau – vergessene Kunst der Diagnostik

Als ich meinem alten Freund Ekkehard Scharnick, dem Präsidenten des großen deutschen Heilpraktiker-Verbandes, von meinen Überlegungen zur Eigenharntherapie erzählte, war der sofort begeistert. Allerdings: »Urin als Therapie – das wird schwer sein, die Patienten davon zu überzeugen. Aber ganzheitliche Diagnostik aus dem Harn, da gab es welche, die waren Meister ihres Fachs.«

Einige Wochen später erhielt ich einen Schatz aus der Scharnickschen Bibliothek: eine umfangreiche Literatursammlung zur Harnschau. Kernstücke waren Aufsätze des Arztes Dr. med. Arnulf Koller in der Zeitschrift Volksheilkunde aus den Jahren 1975 und 1978. Die Durchsicht bestätigte mir, daß ich auf der richtigen Fährte war. Koller berichtete über schier unglaubliche Differenzierungsmöglichkeiten von Krankheitszuständen allein durch die Betrachtung des Harns. Und er beschrieb, welche Ausscheidungsprodukte welche Veränderungen bewirkten. Ich war sicher, daß man das, was eine genaue Diagnostik möglich machte, auch zur Therapie nutzen konnte. Allerdings schien mir das Erlernen der Harnschau ein jedenfalls für mich nicht gangbarer Weg zu sein. Koller wies nämlich darauf hin, daß man ungefähr »100 000 Urine betrachten« oder sich »ungefähr acht Jahre intensiv mit der Methode beschäftigen« müsse, um zu einer gewissen Meisterschaft zu gelangen. Wer als Arzt heute in der Zwangsjacke der Kassenpraxis steckt, kann sich eine solche Liebhaberei nicht erlauben. Er würde vor Ablauf der Acht-Jahre-Frist als belächelter Sonderling der Sozialhilfe anheimfallen.

Lassen wir also besser einen Meister der Harnschau zu Wort kommen (aus VOLKSHEILKUNDE 1975 Nr. 20–22 und 1978, Nr. 2 und 3).

Zu seiner Person berichtet Dr. med. Arnulf Koller, daß er nach dem Medizinstudium im Haus seines Schwiegervaters, in dessen Familie die Harnschau seit 1785 – aus der mittelalterlichen Methode entwickelt – betrieben wird, ebenfalls mit der Harnschau vertraut worden sei. »Im scholastischen Lernsystem wurde die Erfahrung jeweils vom Vater auf den Sohn oder Schwiegersohn vermittelt: . . . durch engen Kontakt, das heißt ›Danebensitzen‹; so haben wir bisher fast zehn Jahre zusammengearbeitet, jeden Harn gemeinsam betrachtet und untersucht.«

Wie wird eine solche Untersuchung durchgeführt? »Der Morgenharn eines Menschen wird ausschließlich mit dem bloßen Auge in einem Abstand von 20 bis 40 cm besichtigt gegen einen vielfarbigen Hintergrund. Dabei wird der Harn mehrmals kurz geschüttelt . . . Wenn der Harn trüb ist, der Verdacht auf Eiweißhaltigkeit besteht, oder zur Differenzierung erhöhter Gallenfarbstoffe, kochen wir den Harn, fügen 20prozentige Sulfosalicylsäure und danach drei Tropfen Ehrlichsche Reagenz auf ca. drei Kubikzentimeter Harn zu. Bei Zuckerverdacht benutzen wir die Teststreifen.«

In diesem letzten Satz deutet Koller schon an, daß die moderne Labordiagnostik natürlich in vielen Bereichen genauer und objektiver als die alte Harnschau sein kann. Aber darum geht es gar nicht. Die Harnschau ist ein besonders gutes Beispiel für eine ganzheitliche Sicht der Medizin. Dem geschulten Blick des Harnbeschauers offenbart sich mehr über den Patienten, als die bloße Summierung der Ergebnisse des heute üblichen »8er-Sticks«, also des modernen Teststreifens mit den üblichen acht Feldern, vermag.

Natürlich ist die Harnschau heute in vielen Bereichen »überholt«. Bei den charakteristischen Beschwerden der Angina pectoris (wörtlich: Enge der Brust, hervorgerufen

durch den durch Verengung der Herzkranzgefäße beding-
ten Sauerstoffmangel des Herzmuskels) brauche ich nicht
den Urin zu betrachten, ebenso nicht bei Migräne. Auch
eine Trigeminusneuralgie (Nervenschmerz des Gesichts-
nerven) ist so eindeutig, daß ich mich lächerlich machen
würde, würde ich den gepeinigten Patienten bitten, in ein
Glas zu urinieren.

»Genau, so ist es, jetzt haben wir ihn«, höre ich die Kriti-
ker, besser Ignoranten, der Urintherapie sagen. Aber darauf kommt es, wie ich später zeigen werde, gar nicht an.
Wichtig ist zu wissen, daß bei unterschiedlichen Krankheiten im Urin unterschiedliche Ausscheidungsprodukte erscheinen. Die daraus folgenden Veränderungen machen
sich die Harnbeschauer für ihre Diagnostik zunutze, die
Urintherapeuten für ihre Therapie. Ich bin überzeugt, daß
wir einen großen Teil der modernen Labor-»Ärzte« (ich
habe in meinem Buch »WEHRT EUCH, PATIENTEN!« ausführlich begründet, daß diese Sparte im heutigen Gesund-
heitswesen mit fatalen Folgen überrepräsentiert ist) durch
einen einfachen Versuch aufs Glatteis führen könnten: Ein
uringelbes Haarwasser ins Labor geschickt, würde in vielen
Fällen zu dem Befund führen: »Sediment o. B.« (ohne
krankhaften Befund). Es bleibt zu hoffen, daß der eine
oder andere Labor-»Arzt« durch den für Urin untypischen
frischen Geruch des Haarwassers stutzig würde.

Die großen Harnbeschauer waren – und sind – anders. Der
bekannte deutsche Medizinjournalist, Udo Simonitsch, erzählte mir die Geschichte eines berühmten österreichischen Harnschauers. Dem wurde von einem Bauern ein
Urin geschickt, vorgeblich von der schwerkranken Bäue-
rin, die allerdings kurz zuvor noch auf dem Feld bei der
Ernte gesehen worden war. Der Harnschauer hielt den
Urin gegen das Licht und stellte auf Anhieb seine Diagnose: »Deine Frau scheint gesund, aber deinen Ochsen,
den solltest du notschlachten!«

Ich kenne nicht viele Ärzte, die sich auf Anhieb so eindeu-

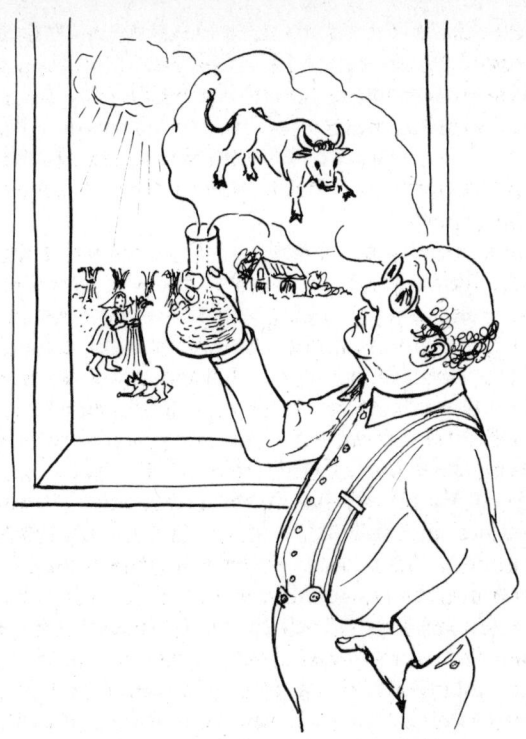

»Deine Frau scheint gesund, aber deinen Ochsen, den solltest du notschlachten«.

tig festlegen würden. Selbst eine Erkrankung wie Migräne, die sich mit charakteristischen Schmerzen eindeutig äußert, führt bei vielen Ärzten dazu, daß zunächst der Neurologe zu Rate gezogen wird, dann der Röntgenarzt. Im Extremfall werden auch noch die anderen befragt, die etwas mit dem Kopf zu tun haben, also der Augen-, Zahn- und Hals-Nasen-Ohren-Arzt, bevor man sich festlegt: Migräne. Wie einfach dagegen die Beurteilung durch den erfahrenen Harnschauer Koller: »Die echte Neuritis (Nervenentzündung, der Verfasser) wie die Trigeminusneuralgie hat mehr einen hellen, ockergelb glänzenden Farbton. Die Pankreasstörung (Bauchspeicheldrüse, der Verfasser) erkennt man an dem sattgrünen-gelben, leicht rötlichen, schillernden Farbtyp. Der starke Blähbauch unterschiedlicher Genese zeigt einen glänzenden gelb-grünlich-braunen Farbton, und glänzende Farbtöne findet man bei Leberstoffwechsel-Störungen, gelb-grünlich-rot mit Abstufungen bis braun. Ein leuchtendes Hellgelb zeichnet die nervöse Gallenstörung aus. Wie gesagt, das glänzendste Sattgrün findet man bei Hirnhaut- und Pankreasstörungen.«

Koller weist immer wieder darauf hin, daß es kaum möglich sei, die unterschiedlichen Farbnuancen des Urins fotografisch so zu differenzieren und vor allen Dingen abzubilden, daß dadurch ein Handbuch geschaffen werden könne, mit dessen Vergleich eine Zuordnung eindeutig gelinge: »Es (ist) fast unmöglich, Farbnuancen mit Worten zu beschreiben. Auch mit Hilfe der Fotografie ist es nicht möglich, diese Farbunterschiede darzustellen ... Was mir aber wichtig erscheint, ist der Hinweis, daß diese oder jene Organ- oder Systemstörung einen bestimmten, wenn auch mühsam, aber doch lernbaren Farbtyp des Urins ergibt.«

Um einen krankhaften Urin beurteilen zu können, müssen wir uns natürlich im klaren darüber sein, wie der normale Urin aussieht. Koller:

»Die Alten sagten, der Urin des Gesunden ist lichtstrohgelb bis bernsteinfarbig, bei der Frau leichte Trübung möglich. Der normale Säuglings-, Kinder-, Männer-, Frauen- und Greisenharn hat Unterschiede. Die Ernährung, das Temperament und die Jahreszeit haben Einfluß. Im Winter ist der Harn heller, farbloser. Säuglingsharn ist weißlich, leicht trüb, der Kinderharn gelbgrün in der physiologischen Phase der Abwehrentwicklung. Kommt die Farbe Grün mehr zum Ausdruck, so ist dies ein Zeichen einer lymphatischen Fehlsteuerung, teilweise konstitutionell bis schon krankhaft. Bleibt ein stärkerer Grünton über das 6.

bis 8. Lebensjahr bestehen, kann es als krankhaft angesehen werden. Männer haben etwas dunkleren, bräunlicheren Farbton. Bei Frauen ist der Farbton heller, etwas teigige Trübung ist noch normal; je stärker diese Trübung, je anfälliger ist deren Unterleib für Entzündungen, Senkungen und Verlagerungen. Im Alter wird der Harn teilweise wieder heller, es kann eine sehr leichte bräunlich-violette Farbnuance dazu kommen, diese zeigt die dann noch normalen Durchblutungsstörungen und Verschleißerscheinungen an. Tritt im Alter die Verkalkung mehr in den Vordergrund, so ist ein dunklerer, bräunlicher Farbton vorherrschend. ›Fürs Alter zu starker Verschleiß‹ ist eine mögliche, volksnahe Aussage, wenn z. B. ein 50jähriger den Harn eines 70jährigen vorweist ...«

Koller beschreibt dann sehr ausführlich, durch welche Ausscheidungsprodukte die krankheitstypischen Urinveränderungen hervorgerufen werden. Diese Beobachtung habe ich auch häufig gemacht: Im Laufe der Behandlung mit meiner Eigenurintherapie verändert sich der Urin auffällig. Diese Veränderungen stimmen so gut wie immer mit dem klinischen Bild überein. Das heißt mit dem, wie die Krankheit in Erscheinung tritt, z. B. wie stark die Schmerzen beim Rheumatiker sind, wie stark und häufig die Anfälle beim Asthmapatienten oder wie der Entzündungsgrad der Haut beim Neurodermitispatienten ist.

An dieser Stelle muß vor einem Umweg gewarnt werden. Auch in der Diagnostik ist der direkte Weg der beste. Immer muß die Beurteilung der krankheitstypischen Erscheinungen im Vordergrund stehen. Für den Patienten mit Neurodermitis ist einzig und allein wichtig, wie die typischen Hautflecken aussehen und wie groß die betroffenen Hautbezirke sind. Der Patient ist mit Recht unzufrieden oder gar böse, wenn ich als Arzt nicht auf die – bei Hautkrankheiten – offensichtliche Entwicklung der »klinischen Erscheinungen« eingehe, sondern statt dessen versuche, ihm den Zusammenhang mit irgendwelchen Laborwerten zu erklären. Der Gipfel eines solchen Mißverständnisses wäre der Hinweis an einen Patienten, der über einen schweren Schub seiner Neurodermitis klagt: »Ihr Urin sieht aber schon besser aus!«

Noch einmal: Der Patient will vom Arzt nicht wissen, wie sein Urin aussieht oder wie seine Blutwerte aussehen. Der Patient weiß, wie *er* aussieht, wie *er* sich fühlt, und da beides meist schlecht ist (sonst wäre er nicht Patient), will er mit Recht, daß es verbessert wird. Das ist seine einzige Forderung an den Arzt, und wir haben die Pflicht, sie zu erfüllen. Oder uns jedenfalls nach besten Kräften zu bemühen.

Nichts ist doch törichter, als der oft gehörte (nicht nur von »Kaffeeklatsch-Freundinnen«, sondern auch von Ärzten) Hinweis an eine Patientin (oder einen Patienten): »Du siehst/Sie sehen aber schlecht aus!« Soll der Kranke dadurch zermürbt werden? Will man ihm Böses? Will der Arzt die Vorbereitung schaffen, damit ihm eine Besserung später zum Ruhme gerechnet wird?

Gerade bei der Behandlung von Hauterkrankungen wäre das von mir an anderer Stelle (»WEHRT EUCH, PATIENTEN!«) geforderte und begründete Erfolgshonorarprinzip, vorzüglich anzuwenden: Honorar nur dann, wenn die Hauterscheinungen gebessert sind. Dabei kann der Grad der Besserung maßgebend für den Honoraranteil sein. Eine Variante ließe sich mit großer Sicherheit nicht durchsetzen, daß nämlich die Zahl der erfolglos vorbehandelten Jahre den Honorarsteigerungsfaktor bestimmt. Das hieße nämlich: Wenn ein Patient mit Psoriasis (Schuppenflechte) zwanzig Jahre lang ohne anhaltenden Erfolg gesalbt, bestrahlt, chemotherapiert, gebadet, ans Tote Meer geflogen, in deutsche Bäder gefahren worden ist, dann bekäme derjenige Arzt, dem es gelingt, die Haut so glatt wie den sprichwörtlichen Babypopo zu machen, das zwanzigfache Honorar dessen ausbezahlt, was er in dem halben Jahr zur erfolgreichen Behandlung benötigte und nach der Gebührenordnung berechnet hat.

Ich will dieses Spiel mit dem Entsetzen für die betroffenen Kolleginnen und Kollegen nicht zu weit treiben. Die Durchsetzung des Prinzips kann schon deshalb nicht gelingen, weil die Kassen der Krankenkassen leer sind. Und von den vorbehandelnden Therapeuten kann man sich das Geld nicht zurückholen, weil das gnädige Prinzip der Verjährung greift.

Die Eigenharntherapie nach Holzhüter

Ich sagte es schon: Bei unterschiedlichen Erkrankungen werden mit dem Urin unterschiedliche Ausscheidungsprodukte ausgeschieden. Fünfundneunzig Prozent des Urins sind Wasser. Auf den Rest kommt es an. Die fünf Prozent sind wichtig für Diagnostik und Therapie.

Sehr einfach leuchtet es ein, daß bei fortgeschrittener Zuckerkrankheit Zucker im Urin erscheint. Den kann man zwar nicht sehen, aber man könnte ihn schmecken. Früher gehörte eine solche Geschmacksprobe zu einer gründlichen Untersuchung. Heute gibt es chemische Reagenzien, die durch Farbreaktionen den Zuckergehalt des Urins anzeigen. Durch Vergleich des Teststäbchens mit einer Standard-Farbtabelle kann man relativ genau den Zuckergehalt des Urins feststellen. In gleicher Weise wird übrigens auch das Blut untersucht, was natürlich beim Zuckerkranken noch wichtiger ist. Durch moderne Meßgeräte wird die Aussage ganz genau: Diese Photometer (Lichtmesser) bestimmen sehr exakt die Farbhelligkeit – und damit in diesem Fall den Zuckerwert – auf dem Reagenzstreifen.

Eine weitere klassische Untersuchung des Urins ist die, ob Blut im Urin enthalten ist. Auch hierfür gibt es schon lange einen Stäbchentest, der sogar eine »Mikro-Hämaturie« anzeigt, also Blut, das im Urin mit bloßem Auge gar nicht erkennbar ist. Das Ergebnis ist für die Eigenurintherapie zweitrangig. Wenn ein blutiger Urin festgestellt wird, muß eine Abklärung beim Urologen erfolgen. Durch eine Blasenspiegelung kann dann festgestellt werden, ob etwa ein Blasentumor, der keineswegs immer bösartig sein muß, vorliegt. Etwas ganz wichtiges möchte ich auch in diesem Zusammenhang hervorheben: Ein (bösartiger) Tumor, der zugänglich ist, muß operiert werden. Dadurch wird schon einmal die Masse des Tumorgewebes entfernt. Und erst danach sollte eine Therapie durchgeführt werden, mit der das Immunsystem gestärkt wird.

Die dritte Substanz, der seit alters her bei der Urinanalyse besondere Aufmerksamkeit geschenkt wird, ist *Eiweiß*. Ein bleibender hoher Eiweißgehalt des Urins ist in aller Regel Ausdruck einer Nierenerkrankung oder einer Systemkrankheit, die Nierenschäden verursacht. Vorübergehend erscheint Eiweiß zum Beispiel bei akuten fieberhaften Erkrankungen im Urin. Aber auch nach körperlicher Anstrengung, wie sportlicher Aktivität, kann Eiweiß ausgeschieden werden. In solchen Fällen ist das ohne Bedeutung, jedenfalls nicht krankhaft.

Nun sehen wir gerade an letztgenanntem Beispiel, daß Ausscheidungsprodukte nicht etwas primär Schlechtes bedeuten, was zum Beispiel das Trinken des Urins verbieten würde oder wodurch es gefährlich würde.

Die Befürworter der »Indischen Methode« argumentieren im Gegenteil damit, daß Urin im wesentlichen die gleiche Zusammensetzung wie Blutserum habe, dadurch also etwas »Sauberes«, »Gutes« sei. Nun ist bisher nach meiner Kenntnis noch niemand auf die Idee gekommen, zur Gesunderhaltung oder Eigenbehandlung sein Blut zu trinken. (Auch Vampire sollen Fremdblut bevorzugen.) Es bliebe ohne den gewünschten Effekt, würde vielmehr zu Ekel und Übelkeit führen. Vielleicht sollten sich die »Inder« oder Wasserkünstler der »Goldenen Fontäne« einmal fragen, ob sie bei konsequenter Weiterführung dieser Argumentation nicht auch den Auto-Kannibalismus, also das Essen des eigenen Fleisches, gutheißen müßten. Vielleicht empfiehlt auch noch jemand, Finger- oder Fußnägel zu zermahlen und das Pulver einzunehmen. Oder zu schnupfen? Oder es sich bei Vollmond am Kreuzweg in den Nacken zu streuen.

Prinzipien

Die goldigen Fontaneure sind nicht nur auf dem ethischen und ästhetischen, sondern auch auf dem medizinischen Holzweg. Auf die Dosis kommt es an! Dieses zuerst von Paracelsus, Philipp Theophrastus Bombastus von Hohenheim (1493–1541) – Arzt, Naturforscher und Philosoph –, erhobene Grundprinzip der Medizin ist vielfach belegt: Aspirin in geringer Dosierung verbessert die Fließeigenschaften des Blutes und beugt so dem Herzinfarkt oder Gefäßerkrankungen vor; es wird sogar zur Behandlung dieser Erkrankungen eingesetzt. Bei hoher Dosierung macht die Substanz Magenschmerzen und kann Geschwüre hervorrufen. Digitalis (Fingerhut) stärkt das Herz, in höherer Dosierung führt es zum Herzstillstand.

Zusätzlich müssen wir ein weiteres Prinzip kennen, um die Wirkung meiner Eigenurintherapie zu verstehen: das homöopathische Grundprinzip. Samuel Hahnemann (1755–1843), der Begründer der Homöopathie, hat es festgelegt: Ähnliches mit Ähnlichem heilen. Eine Substanz, die eine bestimmte Erkrankung hervorruft, kann zur Behandlung dieser Erkrankung sehr wirkungsvoll eingesetzt werden, wenn man sie verdünnt. Die Homöopathen nennen das »Dilutieren« oder »Potenzieren«. Ein Beispiel verdeutlicht dieses Prinzip sehr gut. Eine raffinierte Methode benutzen »Giftmischer(innen)«. Dabei wird das Rattengift Thallium verwendet. Geringe Dosen in den Morgenkaffee sollen relativ geschmacksneutral sein, und die »Auserwählten« fallen nicht sofort vom Stuhl. Thallium wirkt erst tödlich, wenn nach einiger Zeit durch Kumulation (Anhäufung) die entsprechende Dosis erreicht ist. Das kann dann fernab des Tatorts sein. Im Grunde die Idealvoraussetzung für das »perfekte Verbrechen« – wenn Thallium nicht eine ganz unangenehme Eigenschaft hätte, die auch den dümmsten Inspektor (»Ruf schon mal den Wagen, Harry!«) auf die richtige Spur bringt: Auch bei noch nicht tödlichen Dosen von Thallium fallen dem Opfer die Haare aus.

Und hieran können wir das homöopathische Grundprinzip leicht verstehen. Wenn wir Thallium homöopathisch dilutieren oder potenzieren, können wir viele Formen des Haarausfalls (nicht nur den durch Thallium selbst hervorgerufenen, vergleiche: Ähnlichkeitsprinzip) damit wirkungsvoll behandeln. Es hat sich in meiner Praxis bewährt, hierbei eine Dilution »D30« zu geben.

Solche Zubereitungen werden von entsprechend ausgerichteten Arzneimittelherstellern vertrieben, z. B. von der DHU (Deutsche Homöopathische Union). Die klassischen Homöopathen legen Wert darauf, daß die Zubereitungen individuell für den Patienten hergestellt werden. Eine Forderung, deren Erfüllung den Apotheker zur Verzweiflung treiben kann. Sogenannte Zehnerpotenzen (mit »D« gekennzeichnet) stellen eine noch relativ leichte Übung dar, wie folgendes Beispiel zeigt. Es soll eine »D1« hergestellt werden. Man nimmt dann einen Milliliter des Ausgangsmaterials (die »Urtinktur«), etwa einen Pflanzenextrakt, und gibt dazu neun Milliliter einer neutralen Verdünnung, z. B. destilliertes Wasser. Urtinktur und Verdünnung werden verschüttelt (auch für diesen Vorgang haben die klassischen Homöopathen genaue Vorschriften), und das Endprodukt ist die »D1«.

Zum Einsatz kommen soll aber eine »D2«. Hierzu muß zunächst die »D1« hergestellt werden. Von der »D1« wird ein Milliliter mit neun Milliliter der neutralen Verdünnung verschüttelt. Jeder kann sich ausrechnen, wie hoch das Maß an Vertrauen sein muß, das der klassische Homöopath seinem Apotheker entgegenbringen muß, wenn er die Herstellung einer »D30« in Auftrag gibt. Manche Homöopathen haben dieses Vertrauen nicht und verschütteln selbst. Was wiederum höchstes Vertrauen in die eigene Kunst erfordert. Dahinein nämlich, daß der erbrachte immense Arbeitsaufwand auch tatsächlich zum gewünschten Erfolg führt.

Das Dilutieren wird manchmal so weit getrieben, daß es unwahrscheinlich ist, daß noch ein Molekül der Ausgangssubstanz in der hergestellten Therapielösung vorhanden ist. Die Gegner der Homöopathen bringen hierzu vollkommen unabhängig von unserem Thema gern das Beispiel des Mannes, der in List auf Sylt in die Nordsee pinkelt. Selbst unter Beachtung der Strömungsverlaufe und zeitlichen Verhältnisse ist es unwahrscheinlich, daß sich in der Wasserkelle, die in Florida aus dem Weltmeer geschöpft wird, auch nur ein Molekül des »Lister Urins« befindet. Die Homöopathen entkräften dieses Beispiel etwa durch den Hinweis, daß es auf eine »Gegenständlichkeit« in der Homöopathie gar nicht ankomme, sondern auf die »Informationsübertragung«.

Wie dem auch sei – ich habe tatsächlich einige Male erlebt, daß Patienten unter der Behandlung eines klassischen Homöopathen gesund wurden, auch wenn ihnen vorher mit herkömmlichen Methoden nicht geholfen werden konnte. Daß diese Erfolge eher selten sind, mag daran liegen, daß die klassischen Homöopathen ausgesprochen selten anzutreffen sind. Um ein solcher zu werden, muß man sich nämlich länger noch als der klassische Harnbeschauer ausschließlich und intensiv mit seinem Fach beschäftigen.

Das Beispiel der Homöopathie soll auch nur dazu dienen, das Grundprinzip meiner Eigenurintherapie zu erläutern. Das, was als krankmachende Substanz entlarvt worden ist, oder das, was bei bestimmten Krankheiten in höherer Konzentration mit dem Urin ausgeschieden wird, muß – nach der Grundüberlegung der Homöopathie: Ähnliches mit Ähnlichem heilen – geeignet sein, bei richtiger Anwendung die Krankheit günstig zu beeinflussen, ja, im Idealfall zu heilen. Nun ist es nicht so, daß wir für jede Krankheit bzw. für jeden Patienten ein bestimmtes »Ausscheidungsprofil« der Gifte und Schadstoffe, die im Harn erscheinen, erstellen müßten. Das wäre, wie bereits dargestellt, eine Kunst, die nicht ohne weiteres beherrscht würde. Sie müßte den Meistern der Harnschau überlassen werden. Oder den Speziallaboratorien, in denen beispielsweise mit Spektralphotometern eine genaue Analyse vorgenommen werden könnte. Aber wir würden uns hierbei wieder einmal auf dem weiten Feld der Diagnostik verlieren. Der Patient aber braucht Hilfe. Ich erwähnte schon, daß es dem Patienten mit einer juckenden, brennenden, schmerzenden Hauterkrankung vollkommen gleichgültig ist, welche Ausscheidungsprodukte in dem Moment im Harn zu analysieren sind.

Vorgehensweise

Wir nehmen den Urin mit seinen Ausscheidungsstoffen und bearbeiten ihn in einer bestimmten Weise, die an die Methode der Homöopathie angelehnt ist. Nur in Ausnahmefällen ist sie mit ihr vergleichbar, dann nämlich, wenn wir höhere Verdünnungen – die Homöopathen sagen ja auch »Potenzierungen« – herstellen. Wir beginnen in aller Regel mit einer »D1«. Das heißt, und die Leser sollten sich dabei an die beschriebenen Herstellungsvorschriften der Homöopathie erinnern, daß wir einen Milliliter des frisch gelassenen Patientenurins nehmen und ihn mit neun Milliliter einer »physiologischen« Kochsalzlösung – das ist eine Lösung, die sich gegenüber dem Körpermilieu neutral verhält – verdünnen. Durch diese Verdünnung leiten wir für etwa 20 bis 30 Sekunden Ozon hindurch und haben damit die Gewißheit, daß die Lösung keimfrei ist. Sie kann dann in individueller Dosierung gespritzt werden.

Es spielt hierbei übrigens keine Rolle, ob die Lösung subkutan (unter die Haut) oder intramuskulär (in den Muskel, meist Gesäß- oder Oberarmmuskel) gespritzt wird. Eine lokale Infektion oder gar eine schwerwiegende Allgemeinreaktion ist bei mir noch nicht vorgekommen. Die Spritzen werden ausnahmslos gut vertragen, so gut, daß ich keine

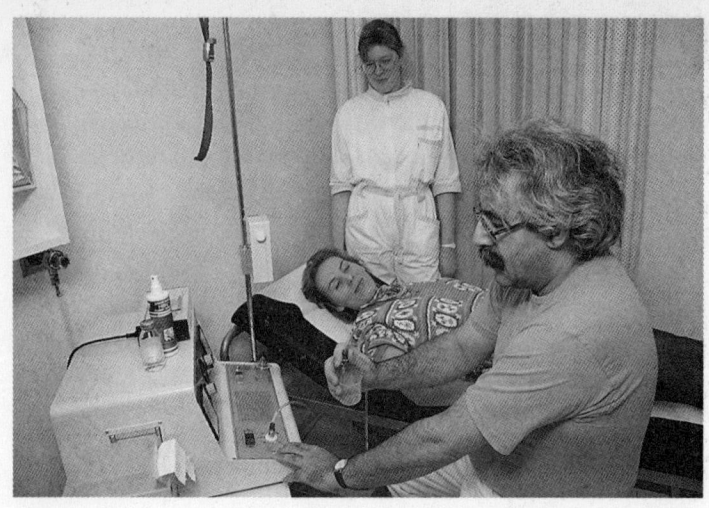

Bedenken habe, in Ausnahmefällen auch die Eigenanwendung durch den Patienten selbst zu empfehlen. Das geht natürlich nur nach sorgfältiger Einweisung des Patienten, ich werde ab Seite 64 darauf eingehen.

Im Normalfall beginne ich damit, 0,5 Kubikzentimeter der auf diese Weise zubereiteten Lösung zu spritzen. Am Anfang führen wir die Behandlung ein- bis zweimal in der Woche durch und steigern pro Behandlung um 0,5 Kubikzentimeter, so daß bei der vierten Sitzung die Standard-Höchstdosis von 2 Kubikzentimeter der »D1« erreicht ist. Diese Dosis wird im Laufe der Behandlung nur dann verändert, wenn besondere Reaktionen auftreten. Normalerweise wird eine Behandlung in der Anwendungsfrequenz von ein- bis zweimal pro Woche zwanzigmal durchgeführt, und weitere zwanzigmal wird dann nur noch eine Spritze pro Woche gegeben.

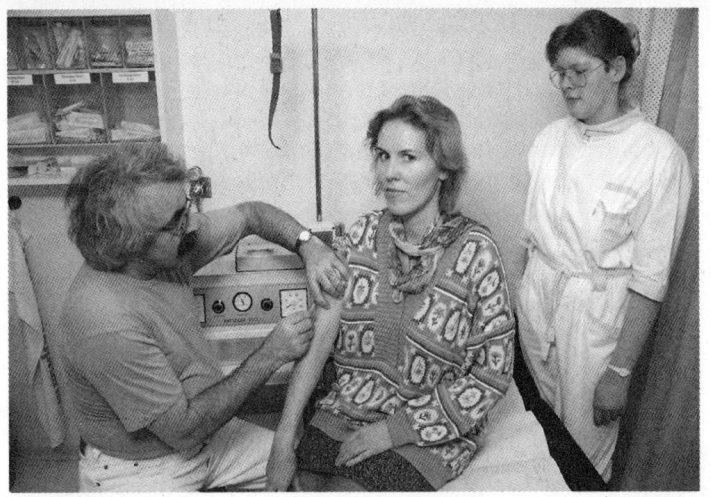

*Vorbereitung und Durchführung der Eigenharntherapie –
hier bei einer Patientin, deren Krankengeschichte nicht in
diesem Buch aufgeführt ist.
a) Durchmischung des Urins mit Ozon (Abb. Seite 42).
b) Der dilutierte und ozonisierte Urin wird subkutan gespritzt.*

Wirkungen

In aller Regel kommt es nach ungefähr zwanzig Behandlungen zu einer deutlichen Besserung, die uns bestätigt,
daß wir mit der gewählten Dosis richtig liegen. Gerade bei
Hautkrankheiten erleben wir aber häufig eine Erstreaktion oder »Erstverschlimmerung«, die für alle naturnahen
Verfahren, insbesondere aber für die Homöopathie, geradezu typisch sind. Diese Erstreaktion veranlaßt mich meist
zu einer Veränderung der Dilution.
Die Erstverschlimmerung kann beim Neurodermitiskran-

ken so aussehen, daß die typischen Hauterscheinungen starke Entzündungszeichen zeigen, daß sie sich farblich verändern, daß der Juckreiz stärker wird. Die Reaktion kann so heftig sein, daß wir für kurze Zeit ein Antiallergikum geben müssen. Manchmal muß für einige Tage Kortison gegeben werden. Ich warne immer vor der Verteufelung des Kortisons. Eine »Anti-Kortison-Hysterie« ist völlig unangebracht. Wer Kortison in Bausch und Bogen verdammt, zeigt, daß er nichts verstanden hat.

Schädlich ist allein die lang dauernde Anwendung von Kortison. Wenn kortisonhaltige Salben monatelang auf die Haut geschmiert werden, kann man sicher sein, daß eine Hautatrophie folgt. Das bedeutet: Eine Strukturschädigung der Haut ist eingetreten. Sie wird dünn und in fortgeschrittenen Fällen ganz typisch pergamentartig. Eine solchermaßen geschädigte Haut ist nie wieder vollkommen zu reparieren.

Beim Rheumapatienten kann die Erstverschlimmerung einen heftigen Schmerzschub bedeuten, in milderen Fällen eine Einschränkung der Beweglichkeit. Bei Asthmapatienten kann ein stärkerer Anfall auftreten. In einem solchen Fall wäre der Nichteinsatz von Kortison geradezu als Kunstfehler zu betrachten. Ein sogenannter »Status asthmaticus« muß tunlichst zu Beginn durchbrochen werden, da der Patient sonst in einen lebensbedrohlichen Zustand geraten kann. Und zur Beherrschung einer solchen Situation ist Kortison ein unverzichtbares Mittel.

Der Nichteinsatz von Kortison im Notfall – meist auf Grund einer dogmatischen und damit nicht vernunftorientierten Haltung – hat manche gute Therapie gefährdet und in jedenfalls einem mir bekannten Fall das Verbot einer Therapie nach sich gezogen. Die Frischzelltherapie ist eine hervorragende Methode zur Behandlung vieler Erkrankungen, insbesondere der typischen Alterskrankheiten. Allein unsachgemäße Anwendung hat dazu geführt, daß sie nicht mehr so durchgeführt werden darf, wie es früher üblich war. Wir haben nämlich diese Zellpräparate in aller Regel in Spezial-Laboratorien herstellen lassen, in denen exakt nach den Arzneimittel-Herstellungsvorschriften und strengen Hygieneregeln gearbeitet wurde.

Was nichts daran änderte, daß diese Präparate, wenn auch geringe Mengen, körperfremdes Eiweiß enthielten, da sie tierischen Ursprungs waren. Bei der Verabreichung von körperfremdem Eiweiß aber besteht immer die Gefahr, daß der Empfänger allergisch reagiert. Darauf muß man gefaßt sein und im Notfall, das heißt beim allergischen Schock, angemessen reagieren. Eine korrekte Behandlung des allergischen Schocks aber beinhaltet die Verabreichung von Kortison, und zwar in relativ hoher Dosierung.

Ein Therapeut hat offenbar nicht richtig reagiert, als eine solche Gefahrensituation eintrat – die ich im übrigen bei vielen tausend Frischzellspritzen, die ich gegeben habe, nie erlebt habe, vermutlich, weil ich immer darauf gefaßt war –, er hat kein Kortison gegeben, und anschließend war der Patient tot. Gestorben nicht an der Frischzelltherapie, sondern an der Unfähigkeit des Therapeuten. Die Lobby der Frischzelltherapiegegner nahm diesen Vorfall natürlich begierig auf und setzte ein Verbot der bewährten Therapie in der damaligen Form durch.

Solche dramatischen Situationen sind bei der Eigenharntherapie – in welcher Form auch immer – nicht zu erwarten. Die Reaktionen gehen jedenfalls nicht über das hinaus, was der Patient auch ohne die Eigenharnanwendung jederzeit als Folge seiner Krankheit erleben könnte. Es ist ja gerade das Kennzeichen von chronischen Erkrankungen, daß sie in Schüben erfolgen. Es gilt, den Krankheitsverlauf so zu beeinflussen, daß die Schübe milder und seltener werden, im Idealfall nicht wieder auftreten. Auch diese letzte Maximalforderung wird von meiner Eigenurintherapie in erfreulich vielen Fällen erfüllt.

Sollte es zu einer Erstverschlimmerung kommen, so ist diese meist nicht so heftig, daß wir zu den erwähnten Mitteln (Antiallergikum und Kortison) greifen müssen. Meist genügt es, die Injektionsserie zu unterbrechen und dann mit einer höheren Dilution – sagen wir doch besser Verdünnung, da wir uns hier nicht mehr in völliger Übereinstimmung mit homöopathischen Überlegungen befinden – fortzufahren.

Ich beginne nach einer Erstreaktion meist mit einer »D3« oder einer »D6«, (siehe Seite 39). Auch diese Verdünnungen werden immer wieder neu aus dem frisch gelassenen Urin hergestellt.

Es kann beliebiger Urin genommen werden, d. h., die Anwendung ist unabhängig von der Tageszeit. Eine wesentlich höhere Konzentration der Ausgangsstoffe haben wir natürlich, wenn wir den Urin in Abhängigkeit vom Krankheitsgeschehen verwenden. Denn es leuchtet ein, daß wir etwa nach einem Asthmaanfall höhere Konzentrationen von »asthmatypischen« Ausscheidungsprodukten im Urin vorfinden. Entsprechendes gilt für andere Indikationen, insbesondere wenn die Krankheitsverschlechterung sich durch ein anfallartiges Geschehen definieren läßt, zum Beispiel auch beim Neurodermitiker oder beim Allergiker, auch besonders bei den Heuschnupfenpatienten.

Wirksame Ergänzung: Die Fumarsäuretherapie

Der Begründer der umfassenden Fumarsäurebehandlung, Dr. med. Günther N. Schäfer, leitet sein 1991 im Haug-Verlag erschienenes Buch »Fumarsäuretherapie der Psoriasis und Neurodermitis« mit folgendem Hinweis ein:
»›Ob man Fumarsäure nimmt oder sich mit Urin wäscht, ist das gleiche (manche tun das wirklich)‹, so lautete die Antwort eines Dermatologen auf die Frage eines Kollegen, der sich mit seiner Psoriasis nicht mehr zu helfen wußte.«
Schäfer beschreibt hier wieder einmal den erschreckenden Offenbarungseid der Dermatologen (Hautärzte), die über

keine wirkungsvolle Therapiemöglichkeit dieser lästigen Erkrankung verfügen, aber dennoch nicht bereit sind, unkonventionelle Methoden zu erproben. Wir, die wir es besser wissen, können den Satz des Dermatologen durchaus bejahen – und er würde sich um so mehr wundern, wenn wir ergänzen: Beides, Fumarsäure und Urin, ist zur Behandlung der Schuppenflechte gut geeignet, jedenfalls besser als alle anderen herkömmlichen Verfahren. Und wir würden dazufügen: Die Urineinreibung reicht sicher nicht aus, ist auch unästhetisch, die Eigenurintherapie aber hilft. Manchmal besser als die Fumarsäureestertherapie, manchmal muß beides zusammen eingesetzt werden.

Ich hatte es bereits gesagt: Die Schuppenflechte ist eine sehr weit verbreitete Erkrankung, ca. 2 % der deutschen Bevölkerung leiden an dieser Erkrankung. Es ist eine nicht ansteckende, aber sehr lästige Erkrankung, insbesondere, da die Hauterscheinungen von der Umgebung des Patienten völlig falsch interpretiert werden. Manche Patienten kommen sich angesichts der Reaktionen der Mitmenschen wie »Aussätzige« vor.

Ursache ist eine Stoffwechselstörung, deren Anlage vererbt wird und die zu irgendeiner Zeit des Lebens in Erscheinung treten kann, meist ausgelöst durch irgendein Ereignis, das vielfach auch seelischer Natur ist. Der Tod eines Angehörigen etwa, eine berufliche Streßsituation oder ein Infekt führen dazu, daß die Krankheit über den Patienten hereinbricht. Plötzlich sind die typischen Hauterscheinungen da, und sie halten sich so hartnäckig und widersetzen sich allen Therapiebemühungen der herkömmlich tätigen Hautärzte, daß die Patienten schier zur Verzweiflung getrieben werden.

Es ist eine vielfach gesicherte Erfahrung, daß den Psoriasispatienten das Stoffwechselprodukt Fumarsäure in ausreichender Konzentration fehlt. Fumarsäure entsteht in jeder Körperzelle im Zitronensäurezyklus, der den Grundvorgang zur Energiegewinnung darstellt. Besonders in der

Haut wird die Fumarsäure unter dem Einfluß des UV-Lichts beim Gesunden gebildet.

Beim Psoriatiker geschieht diese Bildung aufgrund des Stoffwechseldefekts nicht in ausreichendem Maße, so daß es zur typischen psoriatischen Hautreaktion kommt. Wird die Fumarsäure dem Körper dagegen zugeführt, so normalisieren sich die Verhältnisse.

Offenbar reicht allein das Auffüllen der »Fumarsäurespeicher« oft nicht aus, um eine reguläre Hautfunktion wiederherzustellen. Auch beim mit Benzinmangel liegengebliebenen Auto genügt es ja nicht allein, den Tank zu füllen, um das Auto wieder in Bewegung zu bringen. Es muß eine Zündung erfolgen. Ich glaube, daß die Eigenurintherapie die »Zündung« beim Psoriatiker ist. Der Vergleich läßt sich auch umgekehrt zur Erklärung der Tatsache heranziehen, daß auch die Eigenurintherapie allein die Krankheit bessern kann. Sie wirkt hier als »Katalysator« des Stoffwechsels, gewissermaßen als Hilfsmotor.

Ein Problem war, die Furmarsäure dorthin zu bekommen, wo sie wirken soll, nämlich vorwiegend in die Hautzellen. Die Fumarsäure selbst wird ausgesprochen schlecht über die Darmschleimhaut resorbiert, und sie ist in reiner Form sehr schlecht verträglich. Abhilfe wird dadurch geschaffen, daß Fumarsäureester hergestellt werden. Diese werden dann in Kapseln gegeben, die der Magensäure widerstehen, sich also erst im Darm auflösen.

Bei der Fumarsäuretherapie muß man wissen, daß es durch die Substanz zu Blutbildveränderungen kommen kann. Aus bislang nicht geklärten Gründen kommt es bei einigen wenigen Patienten zu einer Verminderung der Leukozyten, der weißen Blutkörperchen also, die für die körpereigene Abwehr verantwortlich sind. Es ist daher Grundvoraussetzung für eine Behandlung mit Fumarsäure, daß das Blut regelmäßig kontrolliert wird. Sobald sich eine wesentliche Abnahme der Leukozyten zeigt, muß mit der Fumarsäuregabe aufgehört werden. Meist genügt eine Unterbrechung von einigen Tagen oder Wochen, bis die weißen Blutkörperchen wieder im Normalbereich sind. Nach meiner Erfahrung tritt dieser unerwünschte Effekt noch seltener unter gleichzeitiger Eigenurintherapie auf. Wenn ausschließlich die Eigenurintherapie durchgeführt wird, braucht man den Leukozytenzahlen sowieso keine Beachtung zu schenken.

Während der Fumarsäuretherapie sollten aus Sicherheitsgründen auch regelmäßig die Leber- (Stoffwechseleinfluß!) und Nierenwerte kontrolliert werden. Veränderungen sind in der Literatur angegeben, ich selbst habe aber noch keine bemerkenswerten Veränderungen der entsprechenden Werte gesehen.

Zusätzlich zur oralen Verabreichung (in Kapselform) wende ich die Fumarsäure äußerlich an. Ich lasse dazu vom Apotheker fumarsäurehaltige Salben, Bäder und Tinkturen (für den behaarten Kopf) herstellen.

Die Neurodermitis kann als »Cousine« der Psoriasis betrachtet werden. Ein gleicher Entstehungsmechanismus ist erklärbar. Auch die Neurodermitis kann mit Fumarsäure behandelt werden, aufgrund der extremen Hautempfindlichkeit müssen wir dabei aber auf die äußere Anwendung verzichten. Die Neurodermitis spricht auch auf die Eigenurintherapie oder auf die CUX besser an als auf Fumarsäure.

Beiden – Psoriatikern und Neurodermitikern – kann eines – jedenfalls am Anfang der Behandlung – nicht erspart werden: eine strenge Beachtung bestimmter Ernährungsrichtlinien. Später können diese Vorschriften nach und nach gelockert werden, am Anfang behindert eine Mißachtung den Erfolg!

Vorsicht vor Forschungsärzten und Reiseveranstaltern

Ich sah die ersten großen Erfolge mit meiner Eigenurintherapie: bei Patienten, die über Jahre erfolglos von Hautarzt zu Hautarzt gelaufen waren – ohne daß sich auch nur eine geringfügige Besserung ihrer Hauterscheinungen gezeigt hatte. Darunter waren Patienten, die in Universitäts-Hautkliniken be-(miß-?)handelt worden waren. Die unter schwersten Nebenwirkungen der herkömmlichen, d. h. »allgemein anerkannten« Therapien jahrelang gelitten hatten. Nebenwirkungen, deren Spätfolgen gar nicht abzusehen waren, wenn ich an die Anwendung von teerhaltigen Salben denke. Man muß gerade an den Hautkliniken vieler Universitäten manchmal den Eindruck gewinnen, daß sich die Forschung gegenüber der Verpflichtung, den Patienten möglichst schnell und umfassend zu helfen, durchgesetzt hat. Forschung derart, daß der Patient mit Betreten der Klinik zum Teilnehmer eines großen Versuchs wird – ohne daß er über die möglichen Folgen hinreichend aufgeklärt worden wäre.

Und selbst wenn die vorgeschriebene Aufklärung erfolgt: Ein geschickter, propagandistisch begabter Versuchsleiter kann die möglichen Gefahren so herunterspielen und die Erfolgschancen derart beschönigen, daß dem Patienten gar nichts anderes übrigbleibt, als die Einverständniserklärung zu unterschreiben. Ein von den Juristen ausgeklügelter Kernsatz einer solchen Einverständniserklärung lautet: »Ich bin von Dr. . . . über die möglichen Nebenwirkungen und Gefahren der bei mir zur Behandlung meiner Neurodermitis vorgesehenen Therapie mit . . . umfassend aufgeklärt worden. Ich habe alles verstanden und keine weiteren Fragen mehr. Ich erkläre, daß es mein ausdrücklicher Wunsch ist, in der beschriebenen Weise behandelt zu werden.

(Unterschrift des Patienten)«

Es gibt verschiedene Möglichkeiten, die Unterschrift des Patienten, und damit einen honorarbewehrten Versuchsteilnehmer, zu erlangen.

Die naßforsche, hier dargeboten von Oberarzt Max Stronski* (46): »Passen Sie auf, ich will hier gar nicht lange mit Ihnen diskutieren. Wenn Sie wollen, daß Ihnen geholfen wird, dann müssen Sie hier unterschreiben, das ist vom Gesetz so vorgeschrieben. Am besten, Sie unterschreiben hier sofort, dann können wir die erste Behandlung gleich durchführen. Wenn nicht, ist uns das auch egal, dann haben wir weniger Arbeit.«

Für die einfühlsame, verbindliche Methode ist der charmante Wiener Hautarzt Andre Podschey* (42), den es an die Uniklinik in der Ostseemetropole verschlagen hat, weil er auf den Flügeln der Liebe einer Kommilitonin folgte, die in einem Semester in Wien die »Seminarscheine« machte, zu denen sie in Deutschland sechs Semester gebraucht hätte: »Schaun's, gnä' Frau, ich tu auch nur meine Pflicht. Und meine Pflicht ist, eana zu helfen. Aber des is a schene Pflicht. Nur – mitmachen müssen's schon. I bin sicher, wenn wir gleich heut beginnen, dann haben's in sechs Monaten a Haut wie Alabaster. Bitt' schön, unterschreiben's doch gleich hier.«

Von den vielen Dutzend Varianten soll zumindest die des Privatdozenten Dr. Norbert Wulf* (51) Erwähnung finden. Dr. Wulf ist seit seiner erfolgreichen Habilitation (für die er seinem Doktoranden die Ergebnisse geklaut hat) bis in die Haarspitzen korrekt: »Ich will Ihnen nicht verschweigen, daß es auch Nebenwirkungen der Methode gibt. Und

Fälle, in denen die Ergebnisse nicht so gut sind, wie wir das erwarten können. Aber ich glaube, daß Sie gar keine andere Wahl haben. Nach dem, was ich hier in der Akte lese, sind Sie ja schon mit allem, was gut und teuer ist, behandelt worden. Mit welchem Erfolg, das wissen Sie selbst. Also, ich bin sicher, daß es Ihnen nach unserer Behandlung nur bessergehen kann. Wenn Sie noch Fragen haben, stellen Sie sie bitte jetzt. Wir möchten nämlich so bald wie möglich beginnen. Wenn Sie wünschen, lasse ich Sie jetzt noch ein Weilchen allein. Dann können Sie noch einmal in Ruhe nachdenken. Aber ich denke, das haben Sie sowieso schon ausführlich getan.«

Der Effekt ist in jedem Fall gleich: Der Patient unterschreibt. Und zunächst freuen sich alle: der Patient, weil er hoffen darf, nun endlich von seiner lästigen Krankheit geheilt zu werden, der vorbehandelnde Hautarzt am Heimatort, weil er sowieso nicht vorankam – und der Versuchsleiter an der Universitätsklinik, weil die Grundlage für die 2000-Mark-Prämie gelegt worden ist, die er vom Medikamentenhersteller für jeden abgeschlossenen Fall, der in der Studie »verarbeitet« worden ist, bekommt.

Das Schreckenszenario muß aber doch etwas korrigiert werden. Natürlich sind nicht alle Hautärzte und Hautkliniken so. Stellvertretend für die anderen sei Professor Dr. med. Hans Meffert, der seit 1972 an der traditionsreichen Hautklinik der Charité in Berlin arbeitet, erwähnt. Professor Meffert hat gezeigt, daß es im Interesse der Patienten wichtig ist, auf die Berichte aus der Praxis zu hören, um sie dann wissenschaftlich einzuordnen.

Das ist übrigens eine Forderung, die ich schon vor längerer Zeit erhoben habe. Wenn uns Praktikern gesagt wurde, wir sollten doch erst einmal umfangreiche wissenschaftliche Studien über ein Therapieverfahren, das noch nicht allgemein anerkannt ist, beibringen, bevor man an den Universitäten bereit sei, sich mit diesem Verfahren zu beschäftigen, habe ich begründet, daß es genau andersherum sein muß: Wir berichten über die Erfolge, die wir mit unserer Therapie täglich in der Praxis sehen, und berichten darüber auch den Forschern an den universitären Einrichtungen. Diese haben dann die – moralische – Pflicht, die Berichte zu überprüfen und durch geeignete Untersuchungen abzusichern. In »WEHRT EUCH, PATIENTEN!« habe ich darüber ausführlich geschrieben.

Leider ist es offenbar in Deutschland so, daß allein aus wissenschaftlichem Interesse oder Interesse am Wohl der Patienten kaum noch geforscht wird. Eine Untersuchung wird erst in Gang gebracht, wenn ein Sponsor die Kosten der Untersuchung und das Zusatzhonorar für den Untersucher übernimmt. Dieses ist ein Grund dafür, daß es extrem schwierig ist, naturnahe Methoden, besser solche, hinter denen nicht die Macht der Pharma-Großindustrie steht, durchzusetzen. Bedauerlich nur, daß die Entscheidungsträger in den Medizinischen Diensten der Krankenkassen diese Verhältnisse nicht durchschauen.

Ein weiteres Beispiel für die Fehlentwicklung der Medizin aus dem Bereich der Hautkrankheiten ist die Durchsetzung eines kommerziellen Behandlungsprinzips bei der Therapie der Schuppenflechte (Psoriasis). Da die Geschichte zunächst im Heiligen Land spielte, bietet es sich an, bei der Beschreibung dessen, was geschah, biblische Worte zu nutzen.

Am Anfang war das Meer (das Tote Meer), und die Reiseveranstalter sahen, daß es gut war. Es war kein gewöhnliches Meer, sondern ein salziges Meer, wie es sonst keines gab auf dieser Erde. Und die Reiseveranstalter fragten sich: »Wen können wir bringen an diesen unwirtlichen Ort, wo nur Sand und Sonne und salzige Flut?« Sie berieten und berieten. Bis einer das Orakel rief:

> »Nur wer beladen an Haut und Haar
> mit einer Krankheit gar fürchterbar
> wird fahren an diesen heißen Ort
> auf das der bringe die Krankheit fort.«

Da sprang der Klügste der Reiseveranstalter auf und rief: »Ich hab's, Kollegen. Zwei Prozent der Bevölkerung sind Psoriatiker, ein unermeßliches Potential für uns. Wir müssen es ihnen nur richtig verkaufen. Urlaub von der Krankheit und dabei ferne Länder erleben. Nur die Krankenkassen müssen mitmachen.«

Die Krankenkassen machten mit. Die Psoriasis-Kuren am Toten Meer sind beliebter denn je. Das liegt hauptsächlich daran, daß inzwischen in den Kurorten eine dem gehobenen Tourismus angemessene Infrastruktur aufgebaut worden ist. Wer würde nicht gern einmal im Jahr einen vier- bis sechswöchigen Sonderurlaub einlegen, besonders dann, wenn dieser auch noch von der Krankenkasse bezahlt wird. Aus medizinischer Sicht müßte jeder Patient viel häufiger an das Tote Meer geschickt werden. Denn es zeigte sich, daß die weitaus überwiegende Zahl der Psoriasispatienten zwar eine deutliche Linderung bis hin zum vollständigen Verschwinden der Erscheinungen ihrer Krankheit erfuhren, daß die Probleme aber einige Wochen nach Rückkehr in die Heimat zurückgekehrt waren. Wir wissen, daß die spezielle Salzzusammensetzung des Toten Meeres beim Psoriatiker heilsam wirkt. Aber eben nur für kurze Zeit. Das wissen inzwischen auch die Krankenkassen, aber mittlerweile ist für die Patienten so etwas wie ein Gewohnheitsrecht entstanden. Und auch der in Diensten der Krankenkassen stehende »Vertrauensarzt« befürwortet ohne mit der Wimper zu zucken die Durchführung einer Tote-Meer-Kur. Weil ihm nichts Besseres einfällt und weil er die 6000 Mark Reisekosten nicht aus eigener Tasche zahlen muß. Und weil es ihm erspart bleibt, mit dem Patienten über dauerhaft wirksame neue Methoden, von denen er noch weniger versteht, zu diskutieren.

Inzwischen wurde das Tote-Meer-Prinzip von einem einflußreichen Politiker erkannt und für eigene Zwecke nutzbringend umgesetzt. Der Mann ist nämlich Mitglied des

Bundestages und als Inhaber einer Fabrik zur Herstellung von Wasseraufbereitungsanlagen sein eigener Lobbyist.

Der Spruch »Holen Sie sich das Tote Meer nach Hause« wäre für sich noch nicht einmal besonders originell. Vor allen Dingen nicht besonders gewinnbringend. Die Salze des Toten Meeres – wichtig ist fast ausschließlich das Magnesiumchlorid – sind relativ leicht zusammenzumischen. Ein Säckchen, das für ein Wannenbad ausreicht, wäre bei patientenfreundlicher Kalkulation billiger als die Sicherheitsgebühr beim Einchecken am Flughafen vor Abflug nach Israel. Aber es wird mit Recht darauf hingewiesen, daß eine enorme Umweltbelastung durch die Entsorgung des Salzwassers entstehen würde. Und es wird – unberechtigt – hervorgehoben, daß die spezielle Kombination des Tote-Meer-Wassers mit der einmaligen Sonnenstrahlung vor Ort die eigentliche Wirkung ausmache.

Das ist allerdings falsch, wie Untersuchungen durch Hautärzte inzwischen ergeben haben. Das Salzwasser hat eine lindernde Wirkung, und auch UV-(Sonnen-)Strahlen helfen in begrenztem Umfang, wobei die Anwendung unabhängig voneinander geschehen kann. Wenn man nun diese Erkenntnis außer acht läßt, macht der Spruch »Holen Sie sich das Tote Meer nach Hause« viel Sinn. Dann konstruiert man nämlich eine Wanne, in die das spezielle Tote-Meer-Wasser gegeben wird, das viele Dutzend Male wiederaufbereitet werden kann. Und darüber spannt man einen Bestrahlungshimmel, der den Badenden mit dem Sonnenspektrum des Toten Meeres bescheint. Und dann sucht man Patienten, die sich die Tote-Meer-Miniatur in die Wohnung stellen, oder, da diese dünn gesät sein dürften, Bader, die ihre Praxis zu einem Seebad umgestalten, möglichst einschließlich Strandleben. Ich kenne einen psoriasisversierten »Leichenbestatter«, der – vermutlich durch Übertragung der bei berufstypischen Waschungen gewonnenen Erkenntnisse auf die Lebenden – erkannt hat, daß man schon zu Lebzeiten viel Gutes durch die Einrichtung eines deutschen Tote-Meer-Bades tun kann: in erster Linie für sich selbst, denn die Krankenkassen übernehmen in vielen Fällen die Kosten.

Und sie sorgen auch für diejenigen, die es eher in der Heimat hält. Einige Kurbäder sind fast ausschließlich auf die Behandlung von Patienten mit Schuppenflechte ausgerichtet. Das zeigt überdeutlich, daß schon der Denkansatz falsch ist. Was soll es nützen, einen chronisch Hautkranken für einige Tage, bestenfalls Wochen, von seinem Ekzem zu befreien? Überspitzt kann man sagen, daß er gerade im Kurort bestens mit seinen Hauterscheinungen leben konnte. Dort haben alle das gleiche Problem, und er ist nicht sonderlich aufgefallen. Der Patient braucht Linderung seines Leidens im Alltag! Dort, wo er endlich wieder einmal ein halbarmiges Hemd tragen will, wo sie wieder einmal unbefangener mit dem Bikini bekleidet ins Schwimmbad gehen möchte.

Für viele mögen das Äußerlichkeiten sein, nicht aber für die Betroffenen. Sie wissen natürlich, daß die Schuppenflechte – zum Glück – meist hauptsächlich ein kosmetisches Problem ist. Aber wie soll das den Mitmenschen erklärt werden? Verblüffend: Der einfachste Weg ist tatsächlich eine ganzheitliche Kombinationsbehandlung, wie ich später erläutern werde. Eine Behandlung, die diese lästige Erkrankung wenn schon nicht heilt, so doch auf Dauer erscheinungsfrei macht.

Kinder, Eltern und Ärzte

Eine Therapie, die auf der Verabreichung von Spritzen basiert, sollte natürlich nur bei Erwachsenen oder Jugendlichen angewendet werden. Bei Kindern verbietet sich in aller Regel das ständige Pieksen. Vor allen Dingen, weil diese Kinder fast immer schon durch die Vorbehandlung in erheblichem Maße traumatisiert sind. Wer daran denkt, wie schwer es selbst manchen Kinderärzten fällt, den richtigen Kontakt schon zum unkomplizierten, gesunden Kind zu finden, den darf es nicht wundern, wenn viele kranke Kinder durch eine falsche Ansprache für lange Zeit, manchmal fürs Leben, ärztliche Verrichtungen als etwas höchst Peinigendes empfinden.

Ich denke an den Kinderarzt unserer Tochter, dem es bei einer Vorsorgeuntersuchung nicht gelang, der Vierjährigen einen Urinbecher zu überreichen, in den sie Urin für die Routineuntersuchung lassen sollte. Der Schlagabtausch endete mit den Worten: »Beim nächsten Mal pissel ich Sie an!«

Nicht immer hat natürlich der Arzt schuld. Manche Eltern legen den Keim für eine immerwährende Arztfurcht bei ihren Kindern durch irrwitzig unpädagogisches Verhalten. Ich erinnere mich an einen schon älteren Vater, der mit seinem kränkelnden fünfjährigen Sohn an meiner Anmeldung stand und mit Gestus und Stimme eines italienischen Heldentenors ausrief: »Maurizio*, wenn du nicht gleich artig bist, dann kommt der Onkel Doktor mit der großen Spritze und sticht sie in deinen Popo!« Und als der Kleine darauf – natürlich – erst recht anfing zu schreien, setzte er noch eins drauf: »Soll der große Donner wieder kommen, der heute nacht schon da war, weil du gestern nicht aufgegessen hast?«

Meine Frau hat lange gebraucht, um Maurizio zu erklären, daß der Doktor ihm – egal, was heute noch passieren werde – keine Spritze geben wird und daß es bei Gewitter unabhängig von den Eßgewohnheiten der Betroffenen immer donnert.

Die besondere Sensibilität von Kindern verbietet jedenfalls den routinemäßigen Einsatz von Spritzen. Nach kurzer Zeit hatten wir eine Lösung des Problems gefunden, wie im folgenden berichtet wird.

Dr. Clement –
der geniale Tropenarzt

Die besten Einfälle werden häufig aus der Not geboren, wie es sich bei Docteur Henri M. Clement bestätigen sollte. Clement, 1919 in Luxemburg geboren, hatte in Deutschland und der Schweiz Medizin studiert und sich anschließend in Antwerpen im Fachgebiet Tropenmedizin ausbilden lassen. Im März 1948 trat er seinen Dienst als Arzt in Belgisch-Kongo an, wo nachkriegsbedingter Ärztemangel herrschte. Henri Clement erzählt:

»Erster Posten LISALA: Ich ersetzte den an Denguefieber erkrankten Kollegen. Dort sollte ich auch mein erstes brutales Schlüsselerlebnis haben. Der kranke Confrater hatte mir geschrieben, der Kollege am linken Ufer des Flusses wäre bereit, meine chirurgischen Notfälle zu operieren. Nun, der erste Notfall, ein ein paar Tage alter eingeklemmter Monster-Leistenbruch, ließ nicht lange auf sich warten. Instruktionsgemäß bestellte ich eine Piroge (Einbaum), die den Patienten hinüberbringen sollte. Der Patient starb unterwegs. Wieso? Nun, der Strom war 30 Kilometer (!) breit, und eine Piroge fährt langsam beim Überqueren. Das andere »Ufer«, das man von Lisala aus sah, bestand nur aus Inseln.

Natürlich machte ich mir Vorwürfe: Hätte ich den Mut zum Messer gehabt, so wäre dem Patienten trotz meiner Unerfahrenheit wenigstens eine kleine Chance zum Überleben geblieben.

Dieses Erlebnis hatte mich so gewaltig beeindruckt, daß meine ganze Afrikakarriere davon gekennzeichnet war. Plötzlich wurde mir klar, daß man in diesen Ländern umdenken mußte. Es ging nicht anders, wenn man helfen wollte. Improvisieren mußte man, und was es nicht gab, mußte man erfinden. Ein Riesenprogramm!«

(Aus: CURRICULUM ONKOLOGICUM, Journal der Österreichischen Gesellschaft für Onkologie, Nr. 1, Jahrgang 3/93)

Dieser Zwang zum Improvisieren bringt Clement schließlich auf eine geniale Idee:

»Laboratorium: Eine Reihe museumsreifer Leitz-Mikroskope, Färbematerial zum Differentialblutbild und Dicken Tropfen für Malariaplasmodien; Nativpräparate für Stuhlparasiten. Harnreagenzien für Zucker und Albuminnachweis, und damit hatte es sich. Kein Röntgen, kein EKG, kein Photometer . . . Da jedermann seine Malariaparasiten im Blut besaß, die auch nicht bei einer Angina-, Dengue-

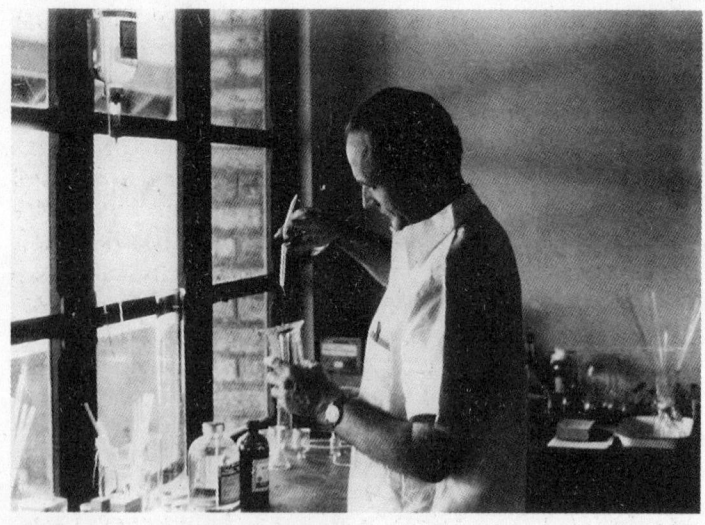

Dr. Clement in seinem »Busch«-Labor

oder sonstigen Fiebererkrankungen verschwanden, war nicht einmal totaler Verlaß auf das Laboratorium.

Kurzum, die Diagnose war meine ganz große Sorge. In dieser Notsituation erinnerte ich mich an die Abwehrfermentarbeiten von E. Abderhalden. Ich konnte mir vorstellen, daß diese Abwehrreaktion mir doch äußerst nützlich sein könnte, falls ich deren Technik beherrschte.«

Emil Abderhalden war ein Schweizer Forscher, der immer seiner Maxime treu geblieben ist: »Das Experiment entscheidet.« Er isolierte aus dem Patientenurin krankheitsspezifische Substanzen, die er »Abwehrfermente« nannte. Durch Isolierung dieser Fermente und deren genaue Analyse konnten Aussagen über die Art der Erkrankung und über deren Verlauf gemacht werden.

Das große Verdienst von Henri Clement bestand nun darin, diese Abwehr-Ferment-Reaktion therapeutisch nutzbar gemacht zu haben. Clement fällte die Abwehrfermente aus dem Urin aus, verdünnte sie – ganz im Sinne der Homöopathen – und verabreichte sie den Patienten. Das »Wunder« geschah:

»Mein erster Patient war ein Asthmakind in desolatem Zustand. Nichts hatte genützt, weder die Kräuterasche des Zauberers noch meine Hydrotherapie, noch die Schröpfköpfe. Die Fermente, aus seinem Urin isoliert, eluiert und auf 10 hoch minus 6 verdünnt, ergaben einen durchschlagenden Erfolg, auf den ich mächtig stolz war. Zu den Indikationen gesellten sich schließlich deformierendes chronisches Gelenkrheuma, Menorrhagien (Monatsblutungsstörungen), Dysmenorrhoen (schmerzhafte Regelblutungen), Mastopathien (Veränderungen des Brustdrüsengewebes), Juckreiz bei Loa-Loa (Fadenwürmer) . . .«

Handfeste Sensationen hat Clement später in Fotos dokumentiert: bösartige Geschwulste, die unter seiner Therapie förmlich zusammenschmolzen. Dabei war aber immer Voraussetzung, daß der Tumor eine Möglichkeit hatte, sich »nach außen«, also an die Körperoberfläche, zu entleeren. Somit boten sich Tumoren, die unter der Haut lagen, für diese Therapie an. Bei innerlich gelegenen Tumoren, z. B. bei Leberkrebs, kann es dazu kommen, daß sich die Bestandteile des aufgelösten Tumors in die Blutbahn entleeren, eine so massive Überschwemmung des Körpers mit Giftstoffen, daß der Tod unausweichlich eintritt.

Andere gefährliche Krankheiten konnten mit dieser naturnahen Methode der CUX (Clementsche Urin-Extrakt-Therapie) überraschend gut behandelt werden. Dr. med. Karl-Heinz Gottmann hat in Heft 1/64 der PHYSIKA-LISCH-DIÄTETISCHEN-THERAPIE über seine »Erfahrungen mit einer kombinierten Rehabilitationsbehandlung poliomyelitischer Folgeerscheinungen in Indien« berichtet. Er setzte die CUX bei Kindern ein, die nach der Poliomyelitis (Kinderlähmung) Lähmungen an der unteren Extremität zurückbehalten hatten. Von 56 Kindern erfuhren unter der CUX-Behandlung:

»8 Patienten eine sehr gute Besserung,

13 Patienten eine gute Besserung,

17 Patienten eine ausreichende Besserung,

11 Patienten eine schwache Besserung.

In 7 Fällen blieb die Therapie erfolglos.«

Gottmann berichtet weiter:

»Von den 13 völlig laufunfähigen Kindern konnten nach Behandlung:

7 laufen. (Davon ein Kind vollkommen korrekt, obgleich schon vor vier Jahren erkrankt.)

4 andere liefen mit Stock, die

2 restlichen mit orthopädischem Schienenapparat.

6 blieben auch weiterhin laufunfähig.«

Diese für jeden Indikationsbereich hervorragenden Ergebnisse fanden ihren vorläufigen Abschluß darin, daß Clement selbst über die Behandlung von Leprakranken berichtete. Und er zeigte Bilder, mit denen die Heilung von dieser Seuche bei zahlreichen Kranken allein durch die CUX dokumentiert war.

Diese Ergebnisse machten mir Mut, den Einsatz der CUX auch bei weniger bedrohlichen, dennoch extrem lästigen Krankheiten zu versuchen. Und insbesondere bei Kindern, da wir aus den isolierten Urinausscheidungsstoffen nicht nur Injektionslösungen herstellen können, sondern auch solche, die in Tropfenform gegeben werden.

Auch schon bei Säuglingen kann die CUX angewendet werden. Wir brauchen ca. 100 bis 200 Kubikzentimeter Urin, der in einer Flasche mit Konservierungsmittel aufgefangen wird. Das Konservierungsmittel dient nur zur vorübergehenden Haltbarmachung, es wird aus dem Urin wieder extrahiert, bevor die fertige Lösung zur Anwendung kommt. Für Säuglinge gibt es in der Apotheke spezielle Auffangbeutel, so daß die Kleinen nicht einmal in der Lage sein müssen, »aufs Töpfchen zu gehen«. Auch für die Gewinnung des Urins zur CUX-Herstellung gilt die Regel, daß jeder Urin unabhängig von der Tageszeit verwendet werden kann. Wenn möglich, soll jedoch der Urin genommen werden, der kurz nach einem Krankheitsschub gelassen wird.

Den Urin bearbeite ich nach den Vorschriften von Dr. Clement und gebe dann die Lösungen mit einem genauen Therapieplan an die Eltern. In enger Abstimmung und unter Beachtung der Reaktionen kann die Dosisanpassung vorgenommen werden.

Die Selbstbehandlung mit Eigenharn

Nachdem ich eine große Zahl von Patienten erfolgreich mit einer der beiden Eigenurinmethoden behandelt hatte und diese Erfolge bekannt wurden, wandten sich auch immer mehr auswärtige Patienten an mich, die an ihrem Heimatort behandelt werden wollten. Leider ist jedoch die beschriebene ethisch und ästhetisch unproblematische Eigenurinanwendung noch nicht so weit verbreitet, daß wir diese Wünsche erfüllen können und jedem Patienten in der Nähe seines Wohnorts eine Therapeutenadresse nennen können.

Das brachte mich auf die Idee, ein Konzept zur Selbstbehandlung zu entwickeln. Es durfte den Patienten doch keine besonderen Schwierigkeiten machen, sich die Urindilution selbst herzustellen und sich auch selbst die Spritze zu geben. Die auf Insulin angewiesenen Diabetiker machen es ja täglich vor, wenn sie sich einmal oder mehrmals täglich die Spritze geben.

Die Ozonisierung des Urins war zunächst ein Problem. Es waren nur Ozongeräte auf dem Markt, die 12 000 Mark und mehr kosteten. Geräte, mit denen allerdings alle Anwendungsformen der Ozontherapie möglich waren. Uns genügte aber die keimtötende Wirkung des Ozons. Ich diskutierte das Problem mit Klaus Marquardt von der Firma BioMedion, und er brachte ein »HARNOZON«-Gerät auf den Markt, das unsere Forderung zur sicheren Keimfreimachung des Urins erfüllt und einen großen Vorteil hat – es kostet nur um 3500 Mark und ist dadurch für die meisten Patienten erschwinglich. Insbesondere dann, wenn sich die

Krankenkasse an den Kosten beteiligt oder sie gar komplett übernimmt.

Die Patienten brauchen nur einmal zu kommen, werden in die Anwendung eingewiesen und können sich problemlos selbst behandeln, wobei es natürlich sinnvoll ist, in Kontakt zu bleiben, damit entsprechend möglichen Reaktionen eine Dosisanpassung erfolgen kann.

Die Patienten –
Hautnahe Berichte aus der Praxis

In meinem Buch »WEHRT EUCH, PATIENTEN!« hatte ich auf einige besonders eindrucksvolle Krankheitsverläufe hingewiesen, bei denen durch die Eigenurintherapie gute Erfolge erreicht worden sind. Wir haben inzwischen viele hundert Behandlungen bei unterschiedlichsten Indikationen durchgeführt. Dabei zeigten sich Schwerpunkte, und ich werde im folgenden für die wichtigsten Anwendungsgebiete beispielhafte Fälle beschreiben. Bei einigen Patienten ist nicht nur die Eigenurinbehandlung durchgeführt worden, sondern es wurden zusätzlich andere Therapien angewandt, die in diesem Zusammenhang auch ausführlich beschrieben werden. Bei Kritikern besteht manchmal die Neigung, eine Methode allein deshalb zu verdammen, weil für ihn nicht erkennbar ist, was denn nun den wirklichen Erfolg gebracht hat. Die Patienten denken anders, pragmatisch. Sie wollen den Erfolg, und es ist ihnen im Normalfall gleichgültig, wodurch er erreicht wird. Und die Patienten sind ungeduldig. Verständlicherweise. Sie haben eine Odyssee von Behandlungsversuchen (und -versuchern!) hinter sich. Da bleibt keine Zeit mehr, mit einzelnen Therapien zu experimentieren. Für den Therapeuten, der über umfassende Erfahrung mit verschiedenen Methoden verfügt, ist dieses Experiment auch unnötig. Er weiß, mit welcher Methode er beginnen muß und wann er eine neue Methode zusätzlich einsetzen muß. Bei der Behandlung der Psoriasis (Schuppenflechte) zum Beispiel beginne ich normalerweise nicht mit meiner Eigenurintherapie. Meist ist bei den Patienten noch nicht die Fumarsäuretherapie durchgeführt worden, die nach meiner Erfahrung bei Schuppenflechte den besten Erfolg verspricht. Bei vielen Patienten ist der allein mit Fumarsäure erzielte Erfolg aber nicht ausreichend. Und einige haben auch schon Fumarsäurebehandlung versucht, ohne daß die Krankheitserscheinungen zufriedenstellend beseitigt worden waren. Wenn wir dann aber zusätzlich die Eigenurintherapie anwenden, tritt der Erfolg manchmal schlagartig ein.

Erfolgreich die Schuppenflechte besiegt

Endlich wieder einmal unter Menschen

Christa Hansen*, Jahrgang 1942, kam zum ersten Mal im November 1994 in meine Praxis. Wie üblich für diejenigen Patienten, die die erfolglosen Therapiebemühungen der Hautärzte mehr oder weniger lange ertragen haben, war sie zutiefst verzweifelt. Christa Hansen hatte genau das, was Professor Meffert in seinem Buch »SCHUPPEN-FLECHTE« (Ullstein Medicus 27813) knapp, aber treffend beschreibt:»Typ Königsbeck-Barber der Psoriasis pustulosa. Bei dieser Variante beschränken sich die pustulösen Hauterscheinungen auf Handteller und Fußsohlen. Gleichzeitig können am Körper typische Herde der gewöhnlichen Schuppenflechte bestehen. Bedingt durch die stärkere Verhornung der Hand- und Fußflächen, sind die Pusteln stabiler und können leichter zu größeren Eiterseen zusammenfließen. Die Patienten klagen besonders über Spannen der Haut, und bei jeder Bewegung kommt es zu schmerzhaften Einrissen. Deshalb wird oftmals eine Schonhaltung eingenommen. Relativ häufig tritt gleichzeitiger Befall der Finger- und Fußnägel auf. Diese Form der Schuppenflechte ist oft durch besondere Hartnäckigkeit und Neigung zu Rückfällen gekennzeichnet.«
Hätte Meffert die Patientin gekannt, ich bin sicher, er hätte

sie in seine Muster-Lehrbild-Sammlung aufgenommen. Christa Hansen war statt dessen zu einem Rätselbild der norddeutschen Hautärzte geworden. Insbesondere was die Therapie betrifft.

Dabei waren die Erscheinungen erstmalig vor eineinhalb Jahren aufgetreten. Bei einem Badeurlaub an der Ostsee. Wieder zu Hause, traten die Schrunden auf – schuppig, eitrig, juckend, brennend und schmerzhaft. Der Urlaub war zu Ende, aber Christa Hansen konnte nicht an ihren Arbeitsplatz zurück. Sie war Kosmetikerin in Diensten einer großen Parfümeriekette, die Verkaufsstellen in Kaufhäusern unterhielt. Es war wie ein Hohn des Schicksals, daß sie, die zwölf Jahre lang Tausende Kundinnen mit Hautproblemen zu deren voller Zufriedenheit beraten hatte, jetzt selbst betroffen war. Von einer Hautkrankheit, die sie auch in annähernd schlimmer Form noch nie gesehen hatte. Und die alles übertraf, was sie sich an Pein bisher hatte vorstellen können. Wenn sie ihre Hände betrachtete, ekelte sie sich vor sich selbst.

Christa Hansen ging direkt zu einem Hautarzt. Der schickte sie wieder nach Hause, weil sie keine Überweisung vom Hausarzt dabeihatte. Zumindest das ist seit Einführung der »Versichertenkarte« einfacher geworden: Überweisungen sind überflüssig geworden. Das Versichertenkarten-Prinzip macht es möglich. Der Patient geht von Arzt zu Arzt, legt die Versichertenkarte vor und hört sich die Meinung des Arztes zur vorliegenden Erkrankung an. Und wenn sie nicht paßt, geht er zum nächsten. So lange, bis er erkennt, daß gegen manche Krankheiten »kein Kraut gewachsen« ist. Manche Patienten haben dann das Glück, durch Zufall von einer Methode zu erfahren, die Gutes bewirkt, aber noch nicht die »allgemeine Anerkennung« hat. Christa Hansen hatte dieses Glück zunächst nicht. Sie traf auf einen der orthodoxen Salbenreiber: »Ich verordne Ihnen eine Kortisonsalbe. Das ist ganz was Gutes, da ist nämlich zusätzlich noch eine antibakterielle Substanz und ein

Antimykotikum mit drin, also etwas, das die Infektion bekämpft, und falls Pilze dabei sein sollten, werden die auch gleich mit erledigt. Aber Sie müssen vorsichtig mit der Hausarbeit sein, bitte kein Kontakt zu Spülmitteln. Ziehen Sie sich immer Handschuhe an. Die kann ich Ihnen zwar nicht zu Lasten der Krankenkasse verordnen, weil alles, was auch der Verschönerung dient, vom Patienten selbst bezahlt werden muß.«

»Wieso dienen denn die Handschuhe der Verschönerung?« – »Na, so teuer sind die doch auch nicht, bitte kommen Sie in vierzehn Tagen zur Kontrolle wieder.«

Die Patientin salbte und salbte, sie trug fast immer ihre weißen Zwirnhandschuhe, von denen sie sich mehrere Paare gekauft hatte. Strümpfe zog sie gar nicht mehr an, sondern versuchte, die Füße so oft wie möglich der Luft auszusetzen. Nach vierzehn Tagen waren die Erscheinungen noch schlimmer geworden. Der Hautarzt entschied sich für Kortison in oraler Form und gab zusätzlich ein Antiallergikum und Antihistaminikum, also Tabletten, die den Juckreiz und die Entzündungserscheinungen über die Kortisonwirkung hinaus dämpfen sollten. Es gibt inzwischen solche Substanzen, die im Gegensatz zu den althergebrachten nicht müde machen sollen, weil sie angeblich nicht die Blut-Hirn-Schranke passieren können, also nicht müdemachend auf das Zentralnervensystem einwirken. Nun sind die theoretischen Erörterungen eine Sache, die Empfindung des Patienten ist eine andere. Christa Hansen wurde jedenfalls immer müder, obwohl das eigentlich gar nicht sein konnte. Und sie sah, daß ihre Hand- und Fußflächen keinerlei Veränderung zeigten. Die Patientin ging zum nächsten Hautarzt. Der beherrschte die Kunst, seinen Verordnungen dadurch besonderes Gewicht zu geben, daß er grundsätzlich Rezepturen verordnete. Also über das Rezept Anweisung an den Apotheker gab, bestimmte Substanzen zu einer Salbe zusammenzurühren. Die Patientin ging aber nicht zum »Stammapotheker« des Hautarztes, sondern zu ihrem Stammapotheker. Und wurde dort mit der erstaunten Frage konfrontiert: »Ja, warum soll ich das denn zusammenmischen, das gibt es doch als Fertigzubereitung!«

Der Patientin war es gleichgültig, ob Fertigsalbe oder individuell gemixt, sie salbte weiter.

Ein Jahr später, die Erscheinungen waren völlig unverändert, kam einer der Ärzte, die Christa Hansen inzwischen kennengelernt hatte, auf die Idee, daß nur ein stationäres Heilverfahren, also das, was im Volksmund als Kur bezeichnet wird, Abhilfe bringen könne. Der Vertrauensarzt war sofort einverstanden. Die Genehmigung einer Kur bringt dem Vertrauensarzt in aller Regel hohes Ansehen: Der Patient: »Das ist aber ein netter Arzt«, der Haus-/Hautarzt: »Das Problem bin ich erst mal für vier bis sechs Wochen los.« Der »Kostenträger« (Krankenkasse oder Rentenversicherer): »Eigentlich ja ein teures Vergnügen, aber wir haben ja unsere Verträge mit den Kurkliniken oder sie gehören uns selbst, und da geht das Geld schließlich nur von der einen in die andere Tasche.« Die Kurklinik: »Herzlich willkommen!«

Christa Hansen hatte das Glück, in ein ostfriesisches Staatsbad zu kommen, in dem schon Könige und Kaiser geweilt hatten. Der Name der Einrichtung ließ auf Pracht und altdeutsche Herrlichkeit schließen. In der Tat – die Fassade war so makellos, wie sie sich ihre Haut gewünscht hätte.

Die Aufnahmeuntersuchung hätte das Entzücken der Altmeister der Diagnostik hervorgerufen. Die Anamnese ließ nichts außer acht: »Seit 1993 leide sie an Handinnenflächen und Fußsohlen unter progredientem Auftreten von sterilen Pusteln und Rötung, Spannungs- und Schmerzgefühl an den Handinnenflächen und Fußsohlen, ohne daß Juckreiz aufträte. Die Nägel hatten sich tüpfelig verändert und quergerillt. Bislang sei eine systemische Kortisonbehandlung sowie eine über 15monatige Behandlung mit Dermoxin-Creme erfolglos gewesen. Bekannt sei eine Sensibilisierung auf Nickel und Duftstoffe.«

Die Bedeutung einer ganzheitlichen Sicht wird deutlich in der erhobenen »vegetativen Anamnese«: »Durchschlafstörungen, Appetit gut, Gewichtszunahme innerhalb der letzten 6 Monate um 6 kg, Stuhlgang öfter obstipiert, nachts einmal Urin. Nichtraucherin. Alkohol werde nicht getrunken im Übermaß, keine regelmäßigen sportlichen Tätigkeiten. Menarche (erste Regelblutung) mit 13, Menopause (letzte Regelblutung) mit 39. Eine Lebendnormalgeburt.«

Es blieb allerdings das bedeutungsvolle Ereignis unerwähnt, daß der Cousine 10 Jahre zuvor ein Hammer auf den Fuß gefallen war.

Der Vormedikation wurde ein eigenes Kapitel im Abschlußbericht gewidmet: »Vor 4 Wochen Ausschleichen einer systemischen Kortisonbehandlung mit 30 mg Prednisolon, 3monatige Therapie mit Neotigason, vor 3 Monaten abgesetzt wegen Alopezie (Haarausfall), jetzt extern an Handinnenflächen und Fußsohlen Dermoxin-Creme.«

Über eine solche Behandlung mit NEOTIGASON schreibt Professor Meffert: ». . . das neuere Acitrecin (NEOTIOGASON) wird in der Regel mit anderen Behandlungsmethoden kombiniert, z. B. mit Dithranol-, UV- oder PUVA-Therapie. Solche Kombinationen sind sehr wirksam. Eine Schwangerschaft darf während und bis zwei Jahre nach der NEOTIGASON-Therapie nicht eintreten. Die Medikamente verbleiben gewöhnlich lange im menschlichen Körper. Bei Leber- oder Nierenfunktionsstörungen, Zuckerkrankheit und hohen Blutfettwerten dürfen sie nicht eingesetzt werden. Unvermeidliche Begleiterscheinung ist die Trockenheit von Mund- und Nasenschleimhaut. Oft steigen während der Behandlung die Blutfette an. Vorübergehender Haarausfall kommt vor.«

Die Nebenwirkungen der Therapie hatte Christa Hansen komplett erlebt, die hohe Wirksamkeit dagegen nicht.

Vermutlich um währenddessen über diese Diskrepanz nachzudenken, unterzog der aufnehmende Arzt die Patientin einer sorgfältigen körperlichen Untersuchung. Dokumentiert wird später, daß der Befund von Lunge, Bauchorganen, Skelettsystem und Nervensystem (Zusammenfassung: »alles o. B.«) mehr Raum einnimmt als der Hautbefund.

Bei diesem wird jedoch erwähnt, daß das »Koebner-Phänomen« positiv ist. Das bedeutet nichts anderes, als daß z. B. nach Druck oder Kratzen die Hauterscheinungen besonders deutlich auftreten.

Die vierwöchige stationäre Kurbehandlung wird im Entlassungsbericht wie folgt zusammengefaßt:

»Nachdem wir die potenten Kortisonexterna an den Händen und Füßen absetzten, kam es zu einem akuten massiven Rezidiv an Handinnenflächen und Fußsohlen, mit nässenden sterilen Pusteln, teils Rhagaden und einer ausgeprägten Hyperkeratose, die wir zeitweilig mit mittelpotenten Kortisonexterna (Dermatop-Creme), versuchsweise mit Teerexterna, Tinctura Arningh und Solebädern behandelten. Da diese Maßnahmen nicht zu einer deutlichen Verbesserung der Hautbeschwerdesymptomatik führten, insbesondere Feuchtanwendungen zu einer Verschlechterung des Hautzustandes beitrugen, setzten wir sämtliche Externa und Bäder ab und therapierten fortan mit den o. g. Cremes und Tinkturen erfolgreich weiter. Gegen Ende des Heilverfahrens beobachteten wir noch einmal einen Psoriasis-Schub an Handinnenflächen und Fußsohlen mit einer ausgeprägten Rhagadenbildung und Hyperkeratose, die allmählich nach der Anwendung von Vitamin-A-säurehaltigen Externa und Salicylvaseline rückläufig war . . .«

Der Bericht endet mit dem Therapievorschlag: »Alternativ käme zu den bisher angewandten Externa noch eine PUVA-Behandlung in Betracht.« PUVA ist eine Photo-Chemotherapie, also eine Bestrahlung der Haut mit UV-Licht, nachdem der Patient ein Chemotherapeutikum eingenommen hat. Die Wirkung ist zwar stärker als bei einer reinen UV-Bestrahlung, aber die Gefahren – es wird auch eine Krebsentstehung diskutiert – sind nicht unbeträchtlich. Verständlich, daß Christa Hansen diesen Versuch nicht auch noch über sich ergehen lassen wollte. Die Schilderung des Kurverlaufs im Klinikbericht schien ihr im übrigen völlig unangemessen. Sie jedenfalls war mit der Behandlung keineswegs zufrieden, sondern beklagte sich vielmehr über die teerverschmierten Hände. Unter der Teersalbe blühte die Psoriasis. Die Patientin äußerte ihren Wunsch mit Worten, die ich schon häufig gehört hatte: »Sie sind meine letzte Hoffnung, bitte führen Sie eine Urinbehandlung durch, ich möchte endlich auch einmal wieder unter Menschen gehen.«

Ich machte der Patientin den Vorschlag, mit einer Fumarsäurebehandlung zu beginnen und gleichzeitig einen Antrag auf Durchführung einer Eigenurintherapie in Kombination mit einer Ozontherapie an die Krankenkasse zu stellen, da diese Behandlungsmethoden noch nicht zu den Pflichtleistungen der gesetzlichen Krankenkassen gehörten. Christa Hansen war einverstanden.

Ich verordnete die nach einer besonderen Rezeptur vom Apotheker zubereiteten Fumarsäurekapseln und die Fumarsäuresalbe, die auf Hand- und Fußflächen aufgetragen werden sollte. Bei sehr starken Schmerzen oder Juckreiz sollte die Patientin zwischendurch mit einer Creme einreiben, in die ich Thesit (eine juckreizstillende und antiallergische Substanz) und Magnesiumchlorid (Hauptwirksalz des Toten Meeres, siehe Seite 53) einarbeiten ließ. Gleichzeitig begannen wir mit einer Hyperbaren Ozontherapie. Bei dieser Therapie wird eine größere Menge Blut aus der Vene entnommen, sodann wird das Blut mit einem Ozon-Sauerstoff-Gemisch versetzt, und wir infundieren anschließend das so behandelte Blut zurück in den Körper. Ein Verfahren, das – richtige Anwendung vorausgesetzt – völlig ungefährlich ist. Wir erreichen damit u. a. eine Regulierung des Immunsystems.

Parallel dazu machte ich mich an die Arbeit und formulierte den Kostenübernahmeantrag für die Krankenkasse:

DR. MED. RAINER HOLZHÜTER ∗ **PRAKT. ARZT**
21073 HAMBURG
HARBURGER RING 10 ∗ **TEL. 040/7 65 57 47**
FAX 77 37 63

Frau
Christa Hansen
Rosa-Luxemburg-Gasse 4

20000 Hamburg   Hamburg, ... 11. 94

ÄRZTLICHER ANTRAG
zur Vorlage bei der Krankenkasse

O. g. Patientin hat sich jetzt wegen einer Psoriasis in meine Behandlung begeben.
Die Patientin ist mit den üblichen Medikamenten versorgt worden, z. T. mit kortisonhaltigen Präparaten bzw. Salben. Es ist jedoch zu keinerlei Besserung des Krankheitsbildes gekommen, so daß davon ausgegangen werden muß, daß die Behandlungsmöglichkeiten herkömmlicher Medizin erschöpft sind. Natürlich könnten noch weitere Behandlungsversuche mit anderen Salbenzubereitungen durchgeführt werden. Diese sind der Patientin jedoch nicht zuzumuten und bieten auch keine ausreichenden Erfolgsaussichten. Die Erkrankung stellt für die Patientin auch ein schweres psychisches Problem dar.
In dieser Situation muß eine alternative Behandlung ins Kalkül gezogen werden. Diese ist mit be-

sonderer Erfolgsaussicht gegeben in der Eigenharnbehandlung. Es handelt sich bei der Eigenharnbehandlung um ein altbewährtes Verfahren,
das wie folgt zur Anwendung kommt:

Frisch gelassener Urin wird sterilisiert und homöopathisch dilutiert. Sodann wird diese Auto-
vaccine in ansteigender Dosierung subkutan inji-
ziert. Es kommt hierdurch zu regulativen Effekten
auf das körpereigene Abwehrsystem. In aller Regel ist nach 20 Anwendungen ein deutlicher Erfolg zu sehen. Bis zu einer Stabilisierung sollten
etwa 40 Behandlungen durchgeführt werden.

In Ermangelung einer vergleichbaren Ziffer der
EGO muß entsprechend der GOÄ berechnet werden, und zwar entsprechend der Ziff. 4653 mit
DM 30,– für eine Sitzung. Hierbei ist zu bedenken,
daß unterhalb des normalen Steigerungssatzes
berechnet wird.

Um die Effekte der Eigenharntherapie zu verstär-
ken und um insbesondere eine günstige Beein-
flussung der Varicosis zu erzielen, ist eine Ergän-
zung angezeigt.

Wir haben bei der Behandlung der Psoriasis gute
Erfolge mit der Hyperbaren Ozontherapie, die auf
der Verbesserung des Zellstoffwechsels und
einer Regulation der körpereigenen Abwehr be-
ruht.

Bis zu einer Erfolgsbeurteilung müßte die Hyper-
bare Ozontherapie acht- bis zwölfmal durchgeführt werden. Die Behandlungen werden in ca.
wöchentlichen Abständen vorgenommen, eine
Sitzung wird analog Ziff. 290 GOÄ x Faktor 2,5 (da
erhöhter apparativer und Überwachungsauf-
wand) mit DM 151,50 berechnet.

Ich empfehle der Kasse sehr, diese Behandlungs-
kosten zu übernehmen, insbesondere, da auch er-

hebliche Einsparungsmöglichkeiten an Medikamentenverordnungen gegeben sind. Die neue Rechtsprechung des Bundessozialgerichtes läßt in solchen Fällen wie in dem hier vorliegenden die Kostenübernahme aufgrund von Einzelfallentscheidungen ja ausdrücklich zu, insbesondere, wenn Erfolgsaussichten in einem Umfang wie hier bestehen.

Sollten Sie fachkompetenten Rat einholen wollen, so bin ich gern bereit, sachkundige Gutachter zu benennen. In der Vergangenheit hat sich leider gezeigt, daß die Gutachter der »Medizinischen Dienste« in Hamburg mit der Ozontherapie und auch der Eigenharntherapie in der Regel keinerlei Erfahrung besitzen. Die bisher bekanntgewordenen Äußerungen lassen häufig auf eine Unkenntnis der pathophysiologischen Zusammenhänge schließen. Vertraut mit den physiologischen Hintergründen sind z. B. Vertreter der »Besonderen Therapierichtungen«, deren Namen und Anschriften auf Anforderung bekanntgegeben werden.

In diesem Zusammenhang verweise ich abschließend auf das SGB V, j 2, 1: »Die Krankenkassen stellen den Versicherten die im dritten Kapitel genannten Leistungen ... zur Verfügung, ... Behandlungsmethoden, Arznei- und Heilmittel der besonderen Therapierichtungen sind nicht ausgeschlossen ...«

Einer Kostenerstattung steht damit nichts im Wege.

Mit freundlichen Grüßen
Dr. med. Rainer Holzhüter

Unabhängig von der Entscheidung durch die Krankenkasse begannen wir einen Monat später mit der Eigenurintherapie, die zunächst zweimal, später einmal pro Woche durchgeführt wurde. Nach ungefähr zehn Behandlungen wurde die Haut deutlich besser, seit der 25. Behandlung ist die Patientin beschwerdefrei. Wir haben daraufhin die Fumarsäurekapseln abgesetzt und spritzen den Eigenurin wie zu Anfang in der »D1«-Verdünnung, inzwischen nur noch alle zwei bis sechs Wochen einmal. Christa Hansen ist begeistert von dem Ergebnis, sie hat inzwischen zugegeben, am Anfang doch gerade gegenüber der Urintherapie sehr skeptisch gewesen zu sein. Dann habe sie aber nach wenigen Spritzen bemerkt, daß eine Veränderung eingesetzt habe.

Die Krankenkasse, die keine Probleme gehabt hatte, einen Kuraufenthalt mit Kosten von mehreren tausend Mark zu finanzieren, hielt sich bedeckt. Eine erste Antwort kam allerdings – was völlig ungewöhnlich ist – schon nach drei Wochen:

»Sehr geehrte Frau Hansen, wir haben Ihren Antrag auf Eigenharnbehandlung dem Medizinischen Dienst der Krankenversicherung (MDK) zur Prüfung vorgelegt. Leider werden zur abschließenden Beurteilung noch folgende Unterlagen benötigt: 1. vollständiger Entlassungsbericht der Kurklinik. 2. Die beiden von Herrn Dr. Holzhüter verfaßten Veröffentlichungen zu der von ihm entwickelten Eigenharnbehandlung.«

Die Taktik des MDK – dem es allein darum gehen konnte, seine Existenzberechtigung unter Beweis zu stellen – war wieder einmal klar: Er wollte möglichst hohe Hürden aufbauen, um die Patientin zur Aufgabe zu zwingen. Eine Aussage zur Sache konnte sowieso nicht gemacht werden. Ich hatte ja schon in meinem Antrag auf die Inkompetenz des MDK hingewiesen. Also begann man das Spiel auf der formalen Klaviatur. Es empfiehlt sich, in solchen Fällen schon gleich am Anfang deutlich zu werden. Sonst würde nämlich eine fruchtlose Korrespondenz, u. U. über viele Jahre, beginnen. Natürlich stellten wir den Bericht der Kurklinik zur Verfügung. Wobei auch dieses Verlangen nur als Schikane angesehen werden kann. Der MDK, der ja die Kur veranlaßt hatte, bekommt nämlich routinemäßig eine Kopie des Entlassungsberichts übersandt. Aber der lagerte beim MDK vermutlich in einem anderen Zimmer, was bedeutet hätte, daß ein Mitarbeiter sich hätte erheben müssen, um das Schreiben zu holen. Statt dessen befaßte man sich lieber mit dem neuen Vorgang. Selbst unter Berücksichtigung der reduzierten Geschwindigkeit mancher behördeninternen Abläufe hätte der Vorgang damit eine absolut unerwünschte Rasanz bekommen. Man vertraute besser auf die Mühsal, die man der Patientin und ihrem Arzt bereiten konnte.

Auf meinen Rat hin schrieb die Patientin folgendes an die Krankenkasse:

»Sehr geehrte Damen und Herren, in der Anlage übersende ich Ihnen die Unterlage zu Punkt 1. Zu Punkt 2 gibt Herr Dr. Holzhüter an, daß dem MDK alles Material, das zur Beurteilung erforderlich ist, z. T. mehrfach zur Verfügung gestellt worden ist. Eine Überlassung weiterer Materialien erübrige sich daher. Im übrigen weist er darauf hin, daß er Therapeut und nicht Forscher ist. Ich bitte darum, daß beim MDK die wesentliche Besserung meiner Krankheit persönlich in Augenschein genommen wird. Der Sinnreichtum der durchgeführten Therapie wird sich auch dem Unkundigen dann sogleich erschließen. Mit freundlichen Grüßen
Christa Hansen.«

Es empfiehlt sich in solchen Fällen immer, knapp und präzise zu antworten. Wenn die Kasse und/oder MDK merken, daß der Patient ihnen gewachsen ist, geht das Verfahren schneller voran. Würde der Patient aber auf das unwürdige Spiel eingehen, so käme als nächstes etwa die Aufforderung, eine Liste aller in den vergangenen Jahren durchgeführten Therapien zu erstellen. Daneben müßte dann auch genau aufgelistet werden, welche Medikamente in welchem Zeitraum eingenommen worden sind. Selbstverständlich müßten die vorbehandelnden Ärzte (mit Angabe der Sprechzeiten unter Berücksichtigung der Sonn- und Feiertage) angegeben werden. Als ob diese Angaben – sofern wirklich benötigt – nicht problemlos dem eigenen (Krankenkassen-)Archiv zu entnehmen sind. Selbst wenn der Patient die absurde Forderung erfüllt: Der »Todesstoß« wird ihm normalerweise dadurch versetzt, daß er aufgefordert wird, von sämtlichen vorbehandelnden Ärzten Bescheinigungen darüber beizubringen, daß die durchgeführte Behandlung erfolglos war. Natürlich wird kein Arzt – und hier kann ich die geplagten, von den Krankenkassen durch die Vorgabe der »anerkannten Behandlungsverfahren« zum Mißerfolg verdammten Kolleginnen und Kollegen durchaus verstehen – eingestehen, daß er mit seinen Therapien über Jahre etwas Sinnloses gemacht hat. Eigentlich müßten von den Kassenärztlichen Vereinigungen entsprechende Vordrucke zur Verfügung gestellt werden. Allein – es gibt sie nicht, so daß der Patient diese ultimative Forderung der Krankenkasse nicht erfüllen kann.

Nach der Mitteilung von Frau Hansen geriet die Krankenkasse jetzt in Zugzwang, und tatsächlich, fast ein halbes Jahr nach Antragstellung kam die Entscheidung:

»Sehr geehrte Frau Hansen,
Versicherte haben Anspruch auf Krankenbehandlung, wenn sie notwendig ist, um eine Krankheit zu erkennen, zu

heilen, ihre Verschlimmerung zu verhüten oder Krankheitsbeschwerden zu lindern. Die Krankenbehandlung umfaßt u. a. die ärztliche/zahnärztliche Behandlung. Dabei müssen die Leistungen der Kasse ausreichend, zweckmäßig und wirtschaftlich sein, sie dürfen das Maß des Notwendigen nicht überschreiten.

Diese Voraussetzungen erfüllen im allgemeinen nur solche therapeutischen Maßnahmen, deren Wirksamkeit hinlänglich erprobt und wissenschaftlich gesichert sind. Therapien, für deren Wirksamkeit bislang kein wissenschaftlicher Nachweis erbracht wurde und die folglich auch nicht im Rahmen der bestehenden vertraglichen Vereinbarungen erbracht bzw. in Anspruch genommen werden können, sind demnach im allgemeinen nicht als ausreichend, zweckmäßig und wirtschaftlich im krankenversicherungsrechtlichen Sinne anzusehen. Ein Anspruch auf Kostenbeteiligung oder -erstattung besteht dem Grunde nach nicht.

Nach höchstrichterlicher Rechtsprechung haben die Kassen unter bestimmten Voraussetzungen die Möglichkeit, auch außervertragliche Leistungen als zweckmäßig und wirtschaftlich anzusehen und die Kosten solcher Maßnahmen ggf. zu übernehmen oder zu bezuschussen. Hiervon ist insbesondere dann auszugehen, wenn schulmedizinische Behandlungsmöglichkeiten nicht zur Verfügung stehen oder erfolglos verliefen.

Laut Gutachten des Medizinischen Dienstes der Krankenversicherung (MDK) können in Zusammenhang mit den attestierten Krankheitsbildern im Rahmen der vertragsärztlichen Behandlung zielgerechte und erfolgversprechende Behandlungsmaßnahmen durchgeführt werden. Erfolgversprechende Behandlungsmaßnahmen sind laut dem Medizinischen Dienst der Krankenversicherung (MDK) z. B. die PUVA-Therapie bzw. PUVA in Verbindung mit Retinoiden. Außerdem kommt eine Behandlung mit Cyclosporin in Frage. Gleichzeitig weist der

MDK auf das Hepatitis-Risiko der Ozon-Eigenblutbehandlung hin. Es kann nicht nachvollzogen werden, inwieweit sich die hier angewandten außervertraglichen Behandlungsmaßnahmen positiv auf das Krankheitsbild auswirken sollen. Somit ist es nicht möglich, daß wir uns an den entstehenden Kosten beteiligen.
Wir bedauern, Ihnen keinen anderen Bescheid erteilen zu können und verbleiben
mit freundlichen Grüßen

I. A.
(Unterschrift)«

Christa Hansen, die von dem Erfolg der Eigenurinbehandlung inzwischen restlos begeistert war, legte auf meinen Rat hin Widerspruch gegen diesen Bescheid ein. Fumarsäure und Ozon hatten die Wende gebracht, durch die – in großen Abständen – regelmäßige Eigenurinspritze sorgen wir dafür, daß die Haut glatt bleibt wie bei einer Gesunden. Die Patientin empfindet es als Unverschämtheit, daß diejenigen, die ihr die Palette der wirkungslosen »allgemein anerkannten« Therapien einschließlich Kur mit Teereinreibungen verpaßt haben, ihr jetzt die letzten »Schlagtot-Therapien« zumuten wollen. Mit einer Nebenwirkungsgefahr, die jeden Vernunftbegabten zu der Entscheidung kommen läßt, dann doch lieber die kranke Haut zu ertragen.
Professor Meffert weist auf die Risiken der hier vom MDK leichtfertig empfohlenen Behandlungen hin. Zur PUVA, also der UV-Bestrahlung nach Verabreichung eines Chemotherapeutikums, schreibt er:

»... 1991 erschien in der angesehenen britischen Zeitschrift THE LANCET ein aufsehenerregender Artikel, der wiederum über vermehrtes Auftreten von Hautkrebs nach PUVA-Therapie berichtete. Leicht erhöht war auch das Risiko, an Krebs innerer Organe zu erkranken. Dagegen fand sich kein Anhalt für eine Zunahme des gefürchteten malignen Melanoms. Leider konnte auch diese Studie von ihrer Anlage her nicht beweisen, ob diese Krebse wirklich durch PUVA verursacht waren. Die gleichen Patienten waren auch anderen krebsfördernden Einwirkungen ausgesetzt. Gleichwohl mahnen die Zahlen zur Vorsicht. PUVA-Therapie sollte wohlbedacht und nur bei schwerer Schuppenflechte eingesetzt werden. PUVA-Patienten müssen regelmäßig nachkontrolliert werden, um eventuell auftretende, gut operable Hautkrebse unverzüglich entfernen zu können.«

Welch ein Zynismus, welch menschenverachtende Ratschläge vom MDK! Christa Hansen war kein »schwerer Fall« von Psoriasis. Ihre Schuppenflechte war zwar extrem lästig, aber sie war auf Hände und Füße beschränkt. Bei »schweren Fällen« sind die Erscheinungen über den ganzen Körper ausgebreitet, und es besteht in aller Regel eine Gelenkbeteiligung, das heißt eine krankheitsbedingte, sehr schmerzhafte Entzündung von Gelenken, die »Psoriasis arthropatica«. Dem MDK folgen hieße für Christa Hansen, die sanfte, komplikationslose Eigenurintherapie aufzugeben und bei dem zu erwartenden Wiederauftreten der Hautschäden die PUVA-Therapie mit ihrem hohen Schädigungspotential durchführen zu lassen.

Die Patientin wird das nicht tun – nur um den MDK bei Auftreten eines Hautkrebses wegen fahrlässiger (oder vorsätzlicher?) Körperverletzung belangen zu können. Die Hinterbliebenen könnten den Anklagepunkt vermutlich auf »Körperverletzung mit Todesfolge« erweitern. Wissen die Ärztinnen und Ärzte des MDK eigentlich, was sie tun, wenn sie ihre absurden Ratschläge geben?

Vermutlich nicht, denn über das empfohlene Ciclosporin könnten sie lesen: ». . . Hinsichtlich unerwünschter Nebenwirkungen ist die Niere das wohl am meisten gefährdete

Organ. Weiter kann sich der Blutdruck erhöhen, das Zahnfleisch verdicken, und die Blutfette können ansteigen . . .« Zwar: »Diese Nebenwirkungen bilden sich wieder zurück, wenn sie frühzeitig erkannt wurden und das Medikament in seiner Dosis verringert oder abgesetzt wurde.« Aber: »So wie Methotrexat die Leber belastet, belastet Ciclosporin die Nieren.« Und es heißt schließlich: »Ciclosporinbehandlung kommt in Betracht, wenn . . . bei schwerer Psoriasis der therapeutische Nutzen größer ist als mögliche Risiken einer Ciclosporinbehandlung.«

Wer aber soll darüber entscheiden, ob diese Voraussetzung vorliegt? Doch nicht die Ärzte des MDK! Nachdem Christa Hansen dort eine Beratung erlebt hatte, sagte sie mir: »Die würde ich nicht einmal um Rat fragen, ob ich wieder zum Friseur gehen soll.«

Die Patientin wurde in ihrer Meinung bestärkt, als ich ihr erklärte, woher die Ärzte ihre Meinung zu der vermeintlichen Gefährlichkeit des Ozons bezogen. Aus einem für Laien geschriebenen Ratgeber der »Stiftung Warentest«, das ich an anderer Stelle ausführlich gewürdigt habe. Aus dem Buch, das inzwischen aufgrund seiner griffigen – aber inhaltlich falschen – Schlagworte zur Bibel auch der MDKisten geworden ist. Ähnlich der MAO-Bibel der Maoisten.

Ich rate in solchen Fällen zu einem Widerspruch etwa folgenden Inhalts:

Christa Hansen

An die
GESUNDE KASSE
Krankenstraße 1
2222 Krankenhausen

Betr.: Ihr Schreiben vom 04. 95, Ablehnung der Kostenübernahme für eine Eigenharn- und Ozontherapie

Sehr geehrte Damen und Herren,

gegen die Ablehnung lege ich hiermit fristgerecht Widerspruch ein. Ich verweise erneut auf mein Schreiben vom ...95, auf das Sie mit keinem Wort eingehen. Ich wiederhole daher die wichtigsten Passagen nachfolgend:

Meine inzwischen durchgeführten Recherchen haben ergeben, daß das Gegenteil der vom MDK gemachten Aussagen richtig ist.

Ein derartiger Unsinn, wie er über die Ozon- und Eigenharntherapie geäußert wird, ist Herrn Dr. Holzhüter bisher kaum untergekommen. Es kann sich hier nur um eine Bezugnahme auf das von der Stiftung Warentest herausgegebene Laienbuch handeln.

Es ist daher erwiesen, daß der MDK in dieser Frage keinen Sachverstand hat, und ich bitte, dessen Aussagen bei der Entscheidung unberücksichtigt zu lassen.

Sollte die Befragung anderer Ärzte für erforderlich gehalten werden, so erteile ich für diesen Fall vorsorglich hiermit die Entbindung von der ärztlichen Schweigepflicht.

Es stellt sich mir natürlich die Frage, wozu diese Recherchen angestellt werden sollen, wo doch der MDK den beantragten Therapien eine Wirkmöglichkeit grundsätzlich abspricht. Ich bitte um Entscheidung über diesen Widerspruch auf der Grundlage der vorliegenden Unterlagen und werde bei Ablehnung meines Antrags Klage erheben.

Ihre lapidare Mitteilung berücksichtigt mit keinem Wort die umfangreichen Begründungen, die von Dr. Holzhüter in seinem Antrag gegeben worden sind. Nach der aktuellen Rechtsprechung des BSG muß der Arzt unter bestimmten Voraussetzungen eine Therapie einsetzen, auch wenn diese noch nicht die »allgemeine Anerkennung« hat. Diese Voraussetzungen sind:

1. Eine »allgemein anerkannte« Therapie ist erfolglos durchgeführt worden und/oder steht nicht (mehr) zur Verfügung.

2. Die in Rede stehende Therapie wird von einer »nicht unwesentlichen« Zahl von Ärzten praktisch angewandt.
3. Die in Rede stehende Therapie bietet »eine Erfolgsmöglichkeit«.

Alle drei Voraussetzungen sind in meinem konkreten Fall gegeben, so daß sich mein Arzt bei Nichtanwendung der Therapie einer Unterlassung schuldig gemacht hätte.

Hinzu kommt, daß bis heute in zahlreichen ähnlichen Krankheitsfällen allein aus der Praxis von Dr. Holzhüter die Gesamtkosten der hier beantragten Therapie von verschiedenen gesetzlichen Krankenkassen übernommen worden sind.

Zu Punkt 1 ist zu sagen, daß diese Voraussetzung bei mir allein dadurch erfüllt ist, daß verschiedene »allgemein anerkannte« Therapien – einschließlich Kur – versuchsweise durchgeführt worden sind. Ein Erfolg stellte sich nicht ein. Die Empfehlung des MDK zur Durchführung ultimativer Verfahren mit hohem Gefährdungspotential kann von mir nicht akzeptiert werden. Diese Therapien sind bei mir auch nicht indiziert.

Aus allen Gründen ergibt sich die Verpflichtung zur Kostenübernahme zwingend, und ich hoffe, daß Sie sich nunmehr umgehend vorgerichtlich zu einer Revision bereit finden können.

Im übrigen darf ich darauf hinweisen, daß mein Zustand nach der Ozon-Eigenurintherapie zum erstenmal seit Jahren wesentlich gebessert ist.

Hochachtungsvoll
Christa Hansen.«

Christa Hansen aber war so erbost über die Art, in der die Ablehnung der Kostenübernahme erfolgte, daß sie selbst zur Krankenkasse fuhr und ihren Widerspruch, der vielmehr ein massiver Protest war, zu Protokoll gab: einen Protest gegen den menschenverachtenden Umgang der

Verwaltungstäter mit auch ihnen anvertrauten – besser von ihnen abhängigen – Patienten.

Die Krankenkasse hat den Widerspruch inzwischen abgelehnt, und die Patientin hat Klage erhoben. Bis zum Sozialgerichtsverfahren werden Jahre vergehen, aber ich bin sicher, daß dem Gericht gar nichts anderes übrigbleiben wird, als für die Patientin – und damit für die Eigenurintherapie – zu entscheiden.

Therapiestörer: Pilze im Darm

Es gibt Krankheitsfälle, die einem auch nach vielen Jahren Begegnung mit Schwerkranken besonders ans Herz gehen. Wäre es anders, so sollte man den Beruf aufgeben: wegen Hartgesottenheit. Angesichts des Tons, der an vielen Krankenhäusern beim Umgang mit Patienten herrscht, ist zu vermuten, daß sich diese Erkenntnis noch nicht weit durchgesetzt hat. Sonst müßten die Kliniken nämlich wegen Personalmangel schließen.

Marlene Karstedt* war durch die Hölle gegangen. Sie war zwei Jahre lang von Hautärzten, in Hautambulanzen und Hautkliniken behandelt worden. Ihre Psoriasis war unverändert geblieben. Der Abschluß einer Behandlung gipfelte jeweils in dem – so oder in Varianten gehörten – Rat: »Das ist ja nun nichts Lebensbedrohliches. Schön ist es zwar nicht, aber damit kann man doch leben. Sie müssen jedenfalls damit leben. Gegen Ihre Krankheit ist, das haben Sie ja selbst gesehen, noch kein Kraut gewachsen. Wir haben jedenfalls alles getan.«

Bei dem, was alles getan worden war, muß der bemerkenswerte Einfall besonders hervorgehoben werden, die junge Frau im »gebärfähigen Alter« mit METHOTREXAT (MTX) zu behandeln. Die Beschreibung der MTX-Behandlung durch Professor Meffert faßt den aktuellen Kenntnisstand über dieses Präparat zusammen:

»MTX gehört zu den Medikamenten, die die Zellvermehrung bremsen (Zytostatika). Innerhalb dieser Gruppe ist es dasjenige, mit dem die Hautärzte die meisten Erfahrungen sammeln konnten. Selbst viele Fälle von sehr schwerer Schuppenflechte konnten durch MTX innerhalb weniger Wochen unter Kontrolle gebracht werden. Wenn die Wirkung nichtsteroidaler Antiphlogistika (kortisonfreie, entzündungshemmende Medikamente, der Verfasser) nicht mehr ausreicht, wird es bei Psoriasis arthropatica über Monate und Jahre in möglichst geringer Menge eingesetzt. Hinsichtlich der Nebenwirkungen muß vor allem die Belastung der Leber berücksichtigt werden. Regelmäßige Kontrolle der Leberwerte und der weißen Blutkörperchen ist erforderlich. Im Zweifelsfalle kann der Zustand der Leber nur durch mikroskopische Untersuchung sicher bewertet werden (Leberbiopsie). Häufig ist vorübergehende Übelkeit eine lästige Begleiterscheinung der MTX-Behandlung.«

Prof. Meffert vergißt in seinem Beitrag zu erwähnen, daß eine Psoriasispatientin während einer zytostatischen Behandlung unter keinen Umständen schwanger werden darf. Mißbildungen des Kindes wären mit Sicherheit vorprogrammiert. Das ist unschwer aus dem besonderen Wirkmechanismus der Zytostatika zu erklären, die ja die Zellteilung verhindern oder jedenfalls verlangsamen sollen. Ein Effekt, der bei der Psoriasis erwünscht ist (und sich dennoch nicht immer in einer Besserung der Erkrankung ausdrückt), wäre für die Entwicklung des Ungeborenen fatal.

Auch die Ärzte der Universitäts-Hautklinik, die schließlich zum letzten Aufgebot, der MTX-Anwendung, griffen, hatten Marlene Karstedt über das Risiko nicht aufgeklärt. Ich kann mir vorstellen, daß die ärztekasinogeschulten Zyniker bei sich dachten, oder es unter sich auch sagten, daß »der, mit ihrer Haut, sowieso keiner ein Kind machen würde«.

Die Zyniker hatten sich getäuscht. Marlene Karstedt hatte einen festen Freund, der sie nicht nur wegen ihres hübschen Gesichtes liebte. Die Krankheit hatte offensichtlich von ihrer Seele noch nicht Besitz ergriffen. Jedenfalls war Marlene Karstedt aufgeschlossen genug, sich den Beipackzettel durchzulesen, der ihr offenbarte, daß sie über die heimtückische Krankheit hinaus mit einem heimtückischen Medikament behandelt werden sollte. Ob auch die behandelnden Ärzte heimtückisch waren oder ob sie es nur nicht besser wußten, mochte sie damals noch nicht entscheiden.

Die Patientin hatte sich, als sie zu mir kam, damit abgefunden, daß dieser Krankheit auf Dauer nicht beizukommen sei: »Ich studiere Jura im zehnten Semester, beim Studium hat mich die Schuppenflechte nicht behindert, und später als Anwältin oder Richterin habe ich eine Robe an. Staatsanwältin will ich sowieso nicht werden, und ich glaube, die brauchen am Tatort auch keinen Bikini anzuziehen, selbst wenn eine Wasserleiche gefunden würde. Meinen Freund stört meine Krankheit nicht, wir müssen ja nicht unbedingt ins Freibad gehen. Ich glaube auch gar nicht mehr, daß man etwas dagegen tun kann, aber meine Freundin hat mir von der Eigenurintherapie nach Holzhüter vorgeschwärmt, und nun will ich einen letzten Versuch machen. Wenn es tatsächlich besser werden sollte, hätten Sie aus mir den glücklichsten Menschen der Welt gemacht.«

Natürlich war Marlene Karstedts Unbekümmertheit gegenüber ihrer Erkrankung gespielt. Ich habe nie jemanden kennengelernt, der sich mit einer solchen Krankheit abgefunden hatte. Die Patienten versuchen regelmäßig alles, was auch nur geringe Aussicht auf Besserung verspricht. Nach der MTX-Behandlung war sie bei einem Heilpraktiker gewesen. Einem von der Sorte, die nach dem Prinzip »Je unsicherer du bist, um so selbstsicherer mußt du auftreten« verfahren. Dieser hatte eine Liebe zur Elektroakupunktur nach Voll (EAV). Bei der EAV wird an bestimmten, der Akupunktur entlehnten Punkten das elektrische Potential gemessen. Die Meister dieser Methode, von denen es sehr wenige gibt, können durch Einbringen verschiedener Medikamente in den Meßkreis herausfinden, welches Medikament zur Behandlung der Krankheit besonders geeignet ist. Der hier zu Rate gezogene »Meister« stellte nach mehreren Wochen ständigen Messens und Bemühens seine Diagnose: »Sie haben wirklich Schuppenflechte.« Bevor diese Erkenntnis in Therapie umgesetzt werden konnte, verließ Marlene Karstedt den Heilpraktiker und ging zu ihrem Hausarzt zurück, der Fumarsäure einsetzte, allerdings in einer Zusammensetzung, die von der Patientin nicht vertragen wurde. Sie litt unter heftigen Magen-Darm-Beschwerden. Daraufhin wurde die Dosis reduziert, vermutlich deshalb blieb die Schuppenflechte unbeeinflußt, ja, es kam sogar zu einer deutlichen Verschlechterung der Hauterscheinungen.

Ich hatte aus der Anamnese herausgehört, daß die Patientin schon länger unter Verdauungsproblemen litt. Eigentlich bestand »nur« eine sehr lästige Verstopfung, die aber nicht weiter beachtet worden war, da die Hautprobleme noch wesentlich lästiger waren.

Verdauungsstörungen veranlassen mich immer dazu, nach einem Pilzbefall zu forschen. Bei Marlene Karstedt war auch der Hausarzt schon auf die gleiche Idee gekommen. Allerdings ohne positives Ergebnis: In der Stuhlprobe waren keine Hefepilze (»Candida albicans« ist der am meisten verbreitete Pilz) nachgewiesen worden. Nun wissen wir aus vielen tausend Untersuchungen, daß der Pilznachweis im Stuhl häufig nicht gelingt, auch wenn der Patient von Pilzen befallen ist. Das liegt daran, daß die Pilzkeime nicht gleichmäßig im Stuhl vorhanden sind, ihn also nicht durchsetzt haben, sondern daß vielmehr Pilznester vorhanden sind. Aus diesem Grund demonstriere ich meinen Patienten auch immer eine besondere Technik, mit der das Untersuchungsmaterial gewonnen werden muß. Und trotzdem ist das Ergebnis häufig nicht eindeutig. Auf den Gehalt des Stuhls an Pilzerregern kommt es allerdings auch gar nicht an. Der unterscheidet sich nämlich meist sehr deutlich von dem Befall der Darmschleimhaut. An der Darmschleimhaut verrichtet der Pilz sein schädliches Werk. In der Darmwand sind große Teile des körpereigenen Immunsystems beheimatet. Wenn in diesem Bereich der Stoffwechsel der Schleimhautzellen durch die Pilzerreger gestört ist, so hat das Auswirkungen auf den gesamten Organismus. Ich habe oft feststellen müssen, daß eine bewährte Therapie erst dann zum Erfolg führt, wenn die Pilze beseitigt sind.

Auch auf diesem Gebiet befinden wir uns nicht in Übereinstimmung mit allen Vertretern der orthodoxen Medizin. Es gibt immer noch hochangesehene Professoren, die behaupten, daß eine Pilzbesiedlung des Darms etwas völlig Normales sei. Auch 1995 noch kann man diese absolut irrige Ansicht in angesehenen Fachzeitschriften lesen, obwohl der größte Experte der deutschen Mykologie (Lehre von den Pilzerkrankungen), Professor Rieth aus Hamburg, bis zu seinem Tod 1994 immer wieder eindringlich darauf hingewiesen hat, daß Pilze »nicht in den Darm gehören«, folglich durch eine gezielte Therapie vernichtet werden müssen.

Bei geringstem Verdacht lasse ich neben der Stuhlprobe immer einen Zungenabstrich in einem Speziallabor untersuchen. Bei diesem Zungenabstrich, der mit einer besonderen Technik durchgeführt wird, wird der Experte meist fündig. Die Pilzerreger, die im Stuhl nicht nachgewiesen werden konnten, vermehren sich unter den idealen Bedingungen (feuchte Wärme) der Zungenschleimhaut.

Auch Marlene Karstedt beherbergte solche unerwünschten Untermieter in ihrer Zunge. Es galt zunächst, diese zu beseitigen, bevor irgendeine andere Therapie überhaupt sinnvoll schien.

Ich wandte ein Behandlungsschema an, daß von meinem

Freund Dr. Reinhard Hauss, einem Schüler von Professor Rieth, entwickelt worden ist. Bei dieser sehr praxisbezogenen Therapie setze ich eine Substanz ein, von der wir wissen, daß sie mit großer Sicherheit Hefepilze vernichtet: Nystatin. Es gibt andere Therapievorstellungen, die im Extremfall darin gipfeln, daß der Patient sich zu afrikanischen Tanzrhythmen bewegen soll, weil diese Schwingungen geeignet sein sollen, die pilzeigenen Schwingungsmuster auszulöschen und so den Pilz zu vernichten. Tanzen mag wunderschön sein, auch wenn die meisten Patienten weder Inbrunst noch Eleganz der Afrikaner erreichen, ich verlasse mich bei der Hefepilztherapie lieber auf das bewährte Nystatin. Die Grundlagen dieser Therapie habe ich in »WEHRT EUCH, PATIENTEN!« ausführlich erläutert. Am wichtigsten ist es für den Patienten, Zucker in jeder Form zu meiden und gleichzeitig mit ADICLAIR-Suspension die Mundhöhle sowie mit ADICLAIR-Dragees den restlichen Darmtrakt zu sanieren. Ich verabreiche diese Fertigpräparate deshalb, weil diese Suspension ohne Zuckerzusatz hergestellt wird (Zucker ist die ideale Nahrung für Pilze), und die Dragees sind ohne Farb- und Konservierungsstoffe, die wiederum zu Allergien führen könnten. Ganz wichtig ist auch, daß nach einer solchen »Anti-Pilz-Kur« die Ansiedlung von nützlichen Darmkeimen erfolgt. Aus diesem Grund gebe ich über einen längeren Zeitraum PAIDOFLOR-Kautabletten, das sind Milchsäurebazillen für den Dünndarm, und MUTAFLOR-Kapseln für den Dickdarm. In den MUTAFLOR-Kapseln sind nützliche Kolibakterien enthalten, die sich sehr schnell vermehren und so krankmachende Keime verdrängen.

Vierzehn Tage nach Beginn dieser Anti-Pilz-Therapie, die insgesamt über sechs Wochen durchgeführt wurde, begann ich bei Marlene Karstedt auch mit der speziellen Psoriasisbehandlung. Bemerkenswert ist, daß sich zu diesem Zeitpunkt die Verdauungsbeschwerden schon weitgehend gebessert hatten.

Wir begannen also wie üblich mit der hyperbaren Ozontherapie (siehe Seite 20ff.) und gleichzeitig mit der Eigenurintherapie nach Holzhüter. Wegen der nachgewiesenen Überempfindlichkeit auf Fumarsäure, jedenfalls in Tabletten- oder Kapselform, ließ ich die befallenen Hautbezirke im Wechsel mit einer speziellen Fumarsäuresalbe und einer pflegenden Salbe einreiben. Für die Patientin bedeutete das eine zeitraubende Aufgabe, da mit Ausnahme des Gesichts praktisch der gesamte Körper betroffen war.

Die Patientin nahm ihre Behandlungstermine präzise wahr. Der Zustand der Haut blieb unverändert, ja, es kam nach der zehnten Eigenurinspritze, die ich in der Standardzubereitung gegeben hatte, zu einer massiven Verschlechterung. Daraufhin unterbrachen wir die Behandlung für 14 Tage, nur die Salbeneinreibungen wurden weitergeführt. Danach gab ich jeweils zwei Spritzen pro Woche in der höheren Verdünnung »D6«; und von da an schmolzen die Hauterscheinungen buchstäblich wie Schnee in der Sonne. Nach insgesamt 16 Spritzen hat die Patientin eine glatte Haut, die vollkommen frei von Entzündungs- oder Schuppungserscheinungen ist. Wir werden die Behandlung in größer werdenden Abständen weiterführen, die Patientin sagte aber schon jetzt: »Sie haben aus mir einen glücklichen Menschen gemacht.«

In großer Freude überreichte sie mir einen wunderschönen Blumenstrauß, und voller Herzlichkeit sagte sie: »Herr Doktor, ich könnte Sie küssen!«

Ehrlich, in solchen Situationen macht es richtig Spaß, Arzt zu sein.

Eine Wette gewonnen

Eines Tages lernte ich eine Patientin, Edith Brust*, kennen, bei der mir sofort die folgende Geschichte einfiel, die mir mein Vater erzählt hatte. »Iwan der Schreckliche«, Zar

Iwan, ließ sich jeden Morgen (wahrscheinlich aber doch nur einmal im Monat) von einem Hoffriseur rasieren. Wie damals üblich, mit dem Rasiermesser. Jeder, der – wie ich – diese Prozedur selbst ausprobiert hat, weiß um die Gefährlichkeit der Methode, die dazu führen kann, daß der Frischrasierte zwar ein glattes Gesicht hat, aber so aussieht, als ob er schon vor dem Frühstück mit einem Tiger gekämpft hätte. Zar Iwan legte Wert auf ein unblutiges Äußeres und verkündete dem jeweiligen Barbier vor Beginn der Morgenrasur, daß er enthauptet würde, sollte er ihm auch nur die kleinste Verletzung zufügen. Jeder Psychologe kann anhand des Prinzips der »self-fulfilling-prophecy«, also der sich selbst erfüllenden Vorhersage, leicht erklären, warum der Verschleiß an Hofbarbieren groß gewesen sein muß. So groß jedenfalls, daß sich schließlich nur noch der Friseurlehrling Nikolai bereit fand, Hand an den

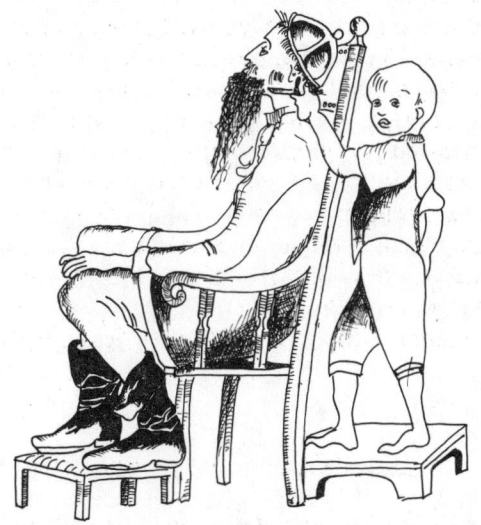

»Bevor Ihr den Befehl zur Enthauptung gegeben hättet – mein Messer wäre schneller gewesen.«

Zaren zu legen. Nachdem er seine Arbeit vortrefflich erledigt hatte, stellte der Zar die wohlwollend erstaunte Frage: »Hattest du denn keine Angst? Du wußtest doch, was mit dir geschehen würde!« Und Nikolai antwortete: »Das wohl, Euer Gnaden, aber bevor Ihr den Befehl zu meiner Enthauptung gegeben hättet, hätte ich Euch das Messer durch die Gurgel gezogen.«

Nun war Edith Brust* (73) weit von der Möglichkeit entfernt, mich köpfen zu lassen, allein ihr Auftreten war herrschaftlich. Sie kam im Novembr 1994 in mein Sprechzimmer und begrüßte mich mit den Worten: »Ich habe schon über 20 Jahre Psoriasis an Händen und Füßen. Es ist bisher alles versucht worden, um die wegzubringen. Alles ohne Erfolg. Ich habe sogar schon ein halbes Jahr lang jeden Morgen ein Glas meines eigenen Urins getrunken, schmeckte gar nicht so schlecht, insbesondere nicht, wenn man ihn mit Orangensaft mischt.« Bei diesen Worten verblaßte mein Eindruck der majestätischen Erscheinung der Patientin etwas, und ich dachte an die Zitrussäfte auf der Tabelle der den Psoriatikern verbotenen Lebensmittel (war der Saft wirklich frisch gepreßt?), als Edith Brust fortfuhr: »Ich habe gehört, daß es noch eine Methode gibt, die von der Kasse nicht bezahlt wird. Ich möchte, daß Sie das bei mir machen. Wenn Sie Erfolg haben, werde ich Sie weiterempfehlen, wenn nicht, bekommen Sie kein Geld.«

Ich erläuterte der Patientin unsere Berufsordnung, in der es uns ausdrücklich verboten ist, nach dem Erfolgshonorarprinzip abzurechnen. Man kann sich leicht vorstellen, daß viele orthodoxe Kassenärzte ohne dieses Verbot der Sozialhilfe anheimfielen. Ich erklärte der Patientin also, daß ich ihr eine Rechnung stellen müsse, daß sie aber mit der Bezahlung keine Probleme haben würde, da die Behandlung mit hoher Wahrscheinlichkeit – dessen sei ich sicher – zum Erfolg führen würde.

Edith Brust gab ihren Segen mit den Worten: »Na, junger Mann (!), dann legen Sie mal los.«

Ich begann wie üblich mit der Ozontherapie und der Eigenurintherapie, obwohl hier ja die vielgepriesene »indische Methode« der »goldenen Fontäne« ohne Erfolg geblieben war. Die Hauterscheinungen hielten sich ungewöhnlich lange. Es schien mir denkbar, daß durch das Urintrinken die Reaktionsfähigkeit des Immunsystems herabgesetzt worden war. Eine Verzögerung der typischen Abläufe war so zu erklären. Also vertraute ich darauf, daß es durch die Ozonanwendung zu einer Normalisierung der Sensibilität kommen würde.

Geradezu triumphierend hielt mir Edith Brust bei jeder Behandlung ihre rissigen, zeitweise entzündeten Hände vor, immer mit den Worten: »Wollen Sie die Füße auch noch sehen?«

Ich hatte zunehmend den Eindruck, daß diese Patientin gar nicht gesund werden, sondern unsere »Wette« gewinnen wollte. Ich hatte Hinweise darauf, daß sie die zusätzlich verordnete Salbe gar nicht benutzte. In manchen Krankheitsfällen empfehle ich nämlich zusätzlich zur Eigenurin-Injektionsbehandlung die Anwendung einer speziellen Eigenurinsalbe. Dieses hat nichts zu tun mit den »Harnstoffsalben«, deren Prinzip es ist, »Hautverkrustungen« aufzuweichen oder aufzulösen. Die Eigenurinsalbe nach Holzhüter nutzt exakt das homöopathische Grundprinzip des kompletten Therapiesystems. In eine neutrale Salbengrundlage wird der Urin des Patienten nach dem geschilderten Dilutions- oder Verdünnungsprinzip eingearbeitet. Die Rezeptanforderungen zeigten mir, daß Edith Brust die Salbe nicht benutzte. Jedenfalls so lange nicht, bis ich sie darauf ansprach und ihr eindringlich klarmachte, daß sie meine Statistik nicht wesentlich verschlechtern würde, sollte sie aus unserer Abmachung als Siegerin hervorgehen.

Es dauerte fast ein halbes Jahr, bis sich eine Besserung zeigte, einen Monat später war die Haut allerdings erscheinungsfrei. Auch die Füße, die ich mir dann tatsächlich angesehen habe, waren fast abgeheilt. Erfahrungsgemäß dauert es immer länger, bis an den Fußsohlen der Erfolg eintritt. Das ist ganz normal, da die Belastung in diesem Bereich wesentlich größer ist, wenn man nur an den ständigen Kontakt mit irgendwelchem Strumpfmaterial denkt. Dabei muß das synthetische gar nicht einmal das schlechteste sein. Wolle z. B. hat ein hohes Allergie- und Reizpotential. Ideal wäre es, wenn die Patienten ihre Füße ständig in die Luft hielten (wer kann das schon!) oder sich Leinenlappen um die Füße wickeln würden (wer macht das schon!).

Sensation:
Geheimnis der Schuppenflechte enträtselt

In der Zeitschrift DER SPIEGEL, Nr. 30 vom 24. 7. 95, wird in einem groß aufgemachten Beitrag berichtet, daß der Dermatologe James Krueger von der New Yorker Rockefeller University »einen Verdacht vieler (Ärzte) bewiesen« habe: »Die Ursache von Psoriasis liegt nicht in einem Defekt der Haut, sondern in einer Fehlleistung des Immunsystems. ›Die T-Zellen sind schuld‹, fand Krueger ... T-Killerzellen, eine Gruppe der weißen Blutkörperchen, gehören eigentlich zum Abwehrsystem des Körpers. Sie sind Elitetruppen im Kampf gegen Viren, Bakterien, Pilze oder andere Fremdkörper. Wenn T-Killerzellen auf einen Eindringling treffen, werden sie aktiv ... und vernichten den Feind, wo immer sie ihn finden. Nur: Manchmal irren sie und kämpfen an der Heimatfront. Bei Psoriatikern fand Krueger ungewöhnlich viele aktivierte T-Zellen in äußeren Hautschichten, ohne daß ein Feind auszumachen war. Und er fand hohe Konzentrationen einer Substanz, den diese T-Zellen herstellen: Interleukin 6. Dieser Botenstoff zwingt die Hautzellen der Epidermis zu ihrem grotesken Wildwuchs ...«

Weiter wird in dem Artikel ausgeführt, daß aufgrund dieser Erkenntnisse auch eine wirkungsvolle Behandlung der Psoriasis möglich sei. Eine bestimmte, hochgiftige Substanz wird nach einem bestimmten Verfahren nur in die T-Killerzellen eingeschleust, die für das »groteske Hautwachstum« verantwortlich sind, und vernichtet diese. Natürlich muß sich die Vernichtung auf ausschließlich diese T-Killerzellen beschränken, denn würden alle vernichtet, so wäre der Mensch schutzlos gegen Feinde wie Viren, Bakterien etc., und er würde dem ersten Infekt erliegen. Und auch so warnen Dermatologen vor allzu großer Erwartung in dieses Medikament: »So ein Mittel kann kein Patient auf Dauer aushalten«, es sei »zu toxisch und ziehe mit Sicherheit gravierende Nebenwirkungen . . . nach sich«.

Möglicherweise haben wir aber durch diese Entdeckung eine weitere Erklärung für die Wirkung der Eigenurintherapie. Wir wissen aus reichlicher Erfahrung, daß der in der beschriebenen Weise verabreichte Eigenurin »immunregulativ« wirkt, also die körpereigene Abwehr steuert. Wäre es nicht auch denkbar, daß die überschießende (und damit schädliche) Aktivität der T-Killerzellen durch den Eigenurin unterdrückt wird? Und wäre nicht auch die katalytische (begünstigende) Wirkung der Ozontherapie dadurch zu erklären? Auch von der Ozontherapie wissen wir, daß sie immunregulierend wirkt.

Wenn es aber so wäre, so könnte Krueger seine Behandlungsversuche mit hochgiftigen Substanzen einstellen und könnte sich an die Erforschung eines vollkommen natürlichen Behandlungsprinzips machen. Eine Behandlung, die in vielen Fällen schon zum Erfolg geführt hat.

Es kann beim Leser nach dem bisher Gelesenen leicht der Verdacht aufkommen, die Eigenurintherapie nach Holzhüter sei eine Behandlung, die ihre Erfolge ausschließlich bei der Psoriasis habe. Das ist nicht so, und ich werde das später an anderen Krankengeschichten zeigen. Die Schuppenflechte bietet aber die neuesten Beispiele für die überragende Wirkung unserer Therapie. Denn sie ist eine Krankheit, für die es immer noch kein anerkanntes einheitliches Behandlungsprinzip gibt. Wie sollte es auch, führen doch alle orthodoxen Behandlungsversuche nur zu einem geringen oder allenfalls zeitlich sehr begrenzten Erfolg.

Mit der Eigenurintherapie in der geschilderten Form aber traue ich mich auch an die Behandlung von Patienten heran, die den normalen Kassenarzt mit seinem gebührenordnungsfixierten Therapiespektrum schon bei ihrem ersten Auftreten in schiere Resignation, wenn nicht Verzweiflung fallenlassen. Bei Beherrschung der wichtigen »nichtkassenüblichen« Therapieverfahren ist diese Resignation gänzlich unangebracht.

Neurodermitis – die schreckliche Verwandte der Schuppenflechte

Viele Fachleute – so auch Schäfer in seinem schon erwähnten Buch »Fumarsäuretherapie der Psoriasis und Neurodermitis« – sind der Ansicht, daß beide Krankheiten auf einer einheitlichen Ursache beruhen, nämlich auf einem genetischen Defekt. Die Neurodermitis unterscheide sich von der Psoriasis dadurch, daß eine »allergische Komponente aufgepropft« sei. Diese allergischen Reaktionen spielten sich beim Neurodermitiker hauptsächlich an der Darmschleimhaut und der Haut ab. Bezüglich der Haut bedarf diese Vorstellung keine besondere Erläuterung, hinsichtlich der Darmschleimhaut wird durch diese Theorie erklärt, warum die Neurodermitiker noch wesentlich genauer auf ihre Ernährung achten müssen. Ein unverträgliches (= zur allergischen Reaktion führendes) Nahrungsmittel kann alle therapeutischen Bemühungen zunichte machen. Niemand wird auf die Idee kommen, einem Heuschnupfenkranken, der allergisch auf Birkenpollen reagiert, gerade diesen Blütenstaub ins Gesicht zu pusten. Die folgende heftige Reaktion kann auch dann nicht verhindert werden, wenn der Patient unter Antiallergika steht. Genauso muß beim Neurodermitiker eine Testung der Nahrungsmittel erfolgen, um das Risiko auszuschalten, daß das Immunsystem ständig durch unverträgliche Nahrungsmittel belastet wird. Die Wichtigkeit dieser Forderung steigt natürlich mit dem Grad der individuellen Empfindlichkeit. Aufgrund der Testung, beispielsweise mit dem RAST-Test, wird jedes getestete Nahrungsmittel individuell einer Klasse zugeordnet, und es versteht sich von selbst, daß die Substanzen, die die heftigste Reaktion nach sich ziehen, zunächst ausgeschaltet werden müssen. Manche Neurodermitiker reagieren auf so viele Substanzen allergisch, daß diese gar nicht alle ausgeschaltet werden können, wollte man den Patienten nicht zum Hungern oder jedenfalls einer extrem einseitigen Ernährung mit den daraus folgenden Nachteilen zwingen. Glücklicherweise reicht bei Substanzen, die nur eine geringere individuelle allergische Potenz haben, die immunregulierende Wirkung der Eigenurintherapie nach Holzhüter aus, um eine überschießende Reaktion zu vermeiden.

Besteht bei der Psoriasis in den meisten Fällen »nur« ein kosmetisches Problem, so leidet der Neurodermitiker in aller Regel im akuten Schub seiner Krankheit Höllenqualen. Die Patienten werden fast wahnsinnig, und viele drohen tatsächlich, sich umzubringen, insbesondere, wenn sie nach Jahren erfolgloser hautärztlicher Behandlung feststellen müssen, daß die herkömmliche Medizin offensichtlich keine wirkungsvolle Hilfe für sie bereithält. Jedenfalls keine, die das Leiden auf Dauer auch nur erträglich macht.

Im akuten Schub gibt es Hilfe: Kortison. Nur: Die – völlig unberechtigte, weil pauschale – Verteufelung dieses manchmal unverzichtbaren Nebennierenrindenhormons mit seiner unvergleichbaren antientzündlichen Wirkung ist inzwischen so verbreitet, daß selbst Patienten, die im akuten Schub dringend für einige Tage Kortison brauchten, bei bloßer Nennung der Substanz zusammenzucken, als sei der Leibhaftige erschienen.

Diese Patienten sind allerdings meist durch die unsachgemäße Anwendung von Kortison vorgeschädigt. Sie haben bei jahrelanger Anwendung kortisonhaltiger Salben selbst mit ansehen müssen, wie ihre Haut immer dünner, in manchen Fällen pergamentartig wurde. Oder sie mußten gar erleben, wie es nach jahrelanger Einnahme der Substanz zur sogenannten Steroidosteoporose kam. Das ist das Brüchigwerden der Knochen nach längerer Einnahme von »Steroiden«, zu denen das Kortison gehört.

Dabei sind diese schädlichen Nebenwirkungen vermeidbar – eben wenn man sich auf die kurzzeitige Gabe beschränken würde. Diese unbedingt notwendige Beschränkung fällt schwer, weil Kortison eine ganz unangenehme Eigenschaft hat: den »Rebound-Effekt«. Bei Absetzen des Präparats treten die Erscheinungen um so stärker auf: Das hat zur Folge, daß die Hautärzte, jedenfalls die, die keinen Blick für »nichtkassenübliche« Methoden haben, ihre Patienten sehr schnell in einen »Circulus vitiosus« bringen, einen Teufelskreis, aus dem es kein Entrinnen gibt: akuter Neurodermitisschub: Kortison → Besserung → Absetzen des Kortisons → stärkerer Schub → Kortison → Besserung usw.

Die stärker werdenden Schübe bedingen häufig eine Dosiserhöhung des Kortisons, was natürlich nur bis zu einem gewissen Grade durchgeführt werden kann. Schon bald zwingen akute Nebenwirkungen zum Abbruch. Gar nicht so selten entsteht ein »iatrogener« (durch den Arzt hervorgerufener) Morbus Cushing (morbus = Krankheit, Cushing: Name des Erstbeschreibers). Das ist eine durch zu hohe und zu lange Kortisongabe hervorgerufene Erkrankung, die zu einem typischen Aussehen der betroffenen Patienten führt: Durch eine erhöhte Wassereinlagerung ins Gewebe wirken sie aufgedunsen. So weit, daß

100

das typische Vollmondgesicht entsteht, lassen es die Therapeuten dann wohl doch nicht mehr kommen.

Hier noch einmal in aller Deutlichkeit: Es gibt gerade bei der Neurodermitis so schwere Stadien der Erkrankung, daß auch dem naturheilkundigen Arzt nichts anderes übrigbleibt, als Kortison (kurzzeitig!) einzusetzen! Ich mache das genauso. Aber dann durchbreche ich den oben beschriebenen Teufelskreis durch die parallel durchgeführte Eigenurinbehandlung. Durch die immunregulierende Wirkung der Eigenurinspritzen in der individuell spezifischen Verdünnung wird der Reboundeffekt, die überschießende Reaktion nach Absetzen des Kortisons, abgefangen.

Die Eigenurintherapie nach Holzhüter ist keine Akuttherapie. Genausowenig wie die CUX-Therapie nach Clement. Diese Behandlungsmethoden bringen etwas viel Wichtigeres: die grundlegende Umstimmung des Immunsystems und damit die Heilung von chronischen Erkrankungen. Dabei ist der Begriff »Heilung« eine Definitionsfrage. Wenn es gelingt, den Patienten »erscheinungsfrei« zu machen oder ihm die Krankheit erträglich zu machen, dann soll man es nennen, wie man will.

Gemeinsam in den Tod

Der schwerste Fall von Neurodermitis, den ich in 18jähriger Praxis erlebt habe, liegt noch nicht allzulang zurück. Ich bin heute dankbar, daß die Patientin nicht vor Beginn der »Eigenurinära« zu mir gekommen ist, ich hätte ihr nicht helfen können.

Helene Leibold* war 72 Jahre alt, als ich sie zum erstenmal sah. Sie kam in Begleitung ihres Ehemanns in meine Sprechstunde. Ernst Leibold*, drei Jahre älter als seine Frau, aber genau wie sie schmächtig, geradezu zerbrechlich wirkend, konnte man ansehen, daß er am Ende seiner Kraft war. Der Anblick seiner Ehefrau, die stumm dasaß und mich mit tränengefüllten Augen hilfesuchend ansah, bot die Erklärung. Die insgesamt rot entzündete Gesichtshaut der Patientin wirkte straff gespannt und vollkommen trocken. Von der genauso roten Kopfhaut unter dem schütteren dünnen weißen Haar lösten sich feine Schuppen. Ich hatte den Eindruck, daß ich mich verbrennen würde, würde ich die Haut der Patientin berühren. Sie zitterte am ganzen Körper, so wie man zittert, wenn man mit Fieber das warme Bett verläßt und die kühlere Luft des Zimmers spürt. Wenn die Patientin auch noch diese unangenehme Empfindung hatte, so mußte es schrecklich sein.

Ernst Leibold berichtete: »So geht das mit meiner Frau seit 30 Jahren. Es gab kaum einmal eine längere Zeit, in der Ruhe war. Wir haben alles versucht. Ich bin monatelang mit ihr zum Bestrahlen gerannt. Sie hat antiallergische Mittel bekommen, davon war sie so müde, daß man sich gar nicht mehr mit ihr unterhalten konnte. Sie hat fast den ganzen Tag nur geschlafen. Aber nachts ging dann der Juckreiz los. Sie hat sich so lange gekratzt, bis sie blutig war. Manchmal hat sich dann die Haut infiziert und geeitert. Wir sind nirgendwo mehr hingegangen. Was sollen wir auch dort? Meine Frau kann ja nicht fünf Minuten stillsitzen. Immer muß sie sich kratzen. Den Haushalt mache ich. Ich putze und koche. So gut es geht. Früher habe ich nie gekocht, auch kein Interesse daran gehabt. Aber was bleibt anderes übrig. Vor einigen Jahren ist meine Frau getestet worden. Vieles darf sie nicht essen, Milch verwende ich gar nicht mehr, statt dessen nehme ich Sojamilch. In der Klinik in der Schweiz war es für ein paar Wochen etwas besser. Die Haut war nicht gut, und gejuckt hat es auch. Aber nicht so stark wie sonst, irgendwie war es erträglich. Aber als sie zurückkam, war es gleich wieder so wie vorher. Wir sind wieder in der Uniklinik gelandet. Dort hat sie wieder Kortison bekommen. Sie nimmt ja nun schon 15 Jahre Kortison.

Salben haben wir alle ausprobiert. Beim Heilpraktiker sind wir gewesen, der hatte uns so viel versprochen. Vor zwei Jahren hatten wir goldene Hochzeit. Wir hatten ein paar Bekannte eingeladen. Die haben wir kurz vorher wieder ausgeladen. Was sollten die auch bei uns. Am Hochzeitstag haben wir uns gesagt, wir sind jetzt 50 Jahre zusammen. Das waren schöne Jahre, aber so ist es kein Leben mehr. Wir nehmen Schlafmittel, und alles hat ein Ende. Aber geschafft haben wir es dann doch nicht.«

Auch Ernst Leibold weinte jetzt. Ich bat seine Frau, mir die bedeckten Hautstellen zu zeigen. Mit Ausnahme der Unterschenkel, die deutlich weniger betroffen waren, war der ganze Körper in einem ähnlichen Zustand wie das Gesicht.

Die Patientin lehnte es strikt ab, noch einmal auch nur einen Tag Kortison, in welcher Form auch immer, zu nehmen.

Ich begann am selben Tag mit der Eigenurintherapie. Leibolds ließen nicht einen Termin aus. Nach zwanzig Anwendungen hatte sich nichts getan. Im Gegenteil, der Zustand war manchmal so schlimm, daß ich ein Antiallergikum geben mußte. Das dämpfte wenigstens so weit, daß die Patientin nicht wieder Selbstmordgedanken hatte. Da hier überhaupt noch kein Erfolg eingetreten war, las ich mir noch einmal meine Karteikarte durch, auf der ich die Schilderung von Ernst Leibold in Stichworten notiert hatte. Er hatte mir zwar erklärt, daß umfassende Allergietestungen durchgeführt worden seien und daß man daraufhin die Ernährung umgestellt habe. Trotzdem meinte ich, noch einmal in dieser Richtung nachforschen zu müssen. Das Testergebnis war eindeutig: starke allergische Reaktion u. a. auf Soja.

Die Patientin mußte nun auf ihre Sojamilch verzichten, und wir stellten gemeinsam einen neuen Ernährungsplan auf. Gleichzeitig änderte ich die Eigenurinverdünnung und gab fortan eine »D6«. Nach der vierten Spritze kam es zu einem heftigen Schub, so stark, daß ich die Patientin überreden mußte, für einige Tage Kortison zu nehmen. Der rasche Rückgang der Erscheinungen gab mir recht und Helene Leibold die Gewißheit, daß es sich doch lohnte, die Eigenurintherapie weiterzumachen. Nach Absetzen des Kortisons kam es nicht zu einem Rückfall. Die Hauterscheinungen besserten sich zusehends. Insbesondere aber verschwand der starke Juckreiz. Natürlich können wir die Haut nicht restaurieren, dazu ist durch die jahrzehntelange Vorbehandlung zuviel kaputtgemacht worden. Die Patientin ist glücklich, daß ihr Zustand jetzt schon länger anhält als die erträglichen Zustände in den vergangenen 15 Jahren zusammengenommen. Sie bekommt weiter wöchentlich bis 14tägig ihre Eigenurinspritze und braucht weder Beruhigungsmittel noch Antiallergika, noch Kortison.

Die Krankenkasse, die sich zunächst mit einem schroffen Ablehnungsschreiben geweigert hatte, die Kosten der Behandlung zu übernehmen, hat inzwischen auf Druck des Rechtsanwalts, den ich vermittelt hatte, eingelenkt und die Gesamtkosten bezahlt. Obwohl man es auch hier für nötig befunden hatte, den Medizinischen Dienst zu befragen, von dem die Patientin dann auch zur »Begutachtung« vorgeladen worden war. Eine Begutachtung, die nur als Bühne dazu diente, daß der begutachtende Arzt trefflich seine Unwissenheit offenbarte. Helene Leibold, die inzwischen selbst mit mir sprach, erzählte, daß sie beim MDK nur ganz kurz gewesen sei. Der Arzt dort habe sie gar nicht untersucht, sondern sie gleich mit den Worten empfangen – und verabschiedet –: »Eigenurin? Ja, was ist denn das schon wieder für eine Schweinerei! Sie glauben doch wohl nicht, daß ich so etwas noch unterstütze. Ich rate Ihnen, eine Kur zu beantragen. Wir haben da eine Spezialklinik in der Schweiz, da werden Sie von Spezialisten seriös behandelt.«

Helene Leibold kannte diese Einrichtung bereits, ihr Ehemann hatte es mir ja schon bei der ersten Begegnung erzählt:

(aus dem Klinikprospekt)

»Die wichtigsten Einweisungsindikationen: Neurodermitis constitutionalis atopica . . .« Hatte doch die Klinik nicht nur den bombastischen (korrekten, aber ungebräuchlichen) Namen erfunden, sondern eine ebenso bombastisch wirkende Therapie. Nach dem, was die Patienten im Prospekt lesen, müssen sie ganz einfach gesund werden: »*Das Hochgebirgsklima von Davos – Grundlage für eine erfolgreiche Therapie.*

Davos ist heute Sitz des Weltstrahlungsinstituts, des Schweizerischen Instituts für Allergie- und Asthmaforschung (STAF) und neun moderner Hochgebirgskliniken, nicht zuletzt auch der Standort der *Deutschen Klinik für das gesamte Spektrum der im Hochgebirgsklima heilbaren Medizin (DKFDGSDIHHM)**.

Nachdem die Mystik des ›Zauberberges‹ mit seiner Erfahrungsmedizin des letzten Jahrhunderts damit vor allem auch inhaltlich einer wissenschaftlich fundierten Medizin Platz gemacht hat, kann man die Charakteristika des hochalpinen Klimas von Davos (1560 m) und der Klimatherapie folgendermaßen zusammenfassen:

1. Die allgemeine Klimasituation im Hochgebirge ist gekennzeichnet durch die Zunahme der UV-Strahlung, die Zunahme der Globalstrahlung, die Abnahme des Luftdrucks, die Abnahme des Sauerstoffpartialdrucks, die Abnahme der Lufttemperatur, die Abnahme der Luftfeuchtigkeit und die Abnahme der Luftverunreinigungen. Die biologische Wirksamkeit dieser Faktoren beginnt ab Höhen von ca. 1000 m über dem Meeresspiegel.

2. Das spezielle Hochgebirgsklima von Davos unterscheidet sich im Vergleich zu anderen Klimazonen, Reizklimazonen und Höhenklimazonen zunächst durch seine windgeschützte, zur Schlechtwetterseite nach Nordosten geschlossene, zur Schönwetterseite hin geöffnete Hochgebirgstallage. Allergologisch von herausragender Bedeutung ist das Fehlen des hochpotenten Inhalationsallergens Hausstaubmilbe, die geringe absolute Pollenzahl zur verzögert einsetzenden Pollenflugzeit und die durch gerin-

gere Luftfeuchtigkeit bedingte deutlich verminderte Anzahl an Schimmelpilzporen in der Luft.«

Und so geht es weiter in dem Hochglanzprospekt, so schön, daß man eigentlich schon beim Lesen gesund werden muß. Nur: Von den vielen Patienten, die ich kenne, die aus unterschiedlicher Indikation, u. a. wegen Neurodermitis, in diesem Hochgebirgsklima behandelt worden sind, ist keiner auf Dauer gesund geworden. Meist war wenige Wochen nach Rückkehr an den Heimatort der Zustand wie zuvor. Vielleicht sollte man in Davos zur »Mystik des Zauberbergs« zurückkehren oder – besser – zu einer Erfahrungsmedizin, die von manchen derzeit vielleicht noch für mystisch gehalten wird, deren Wirkung sich aber naturwissenschaftlich erklären läßt und – vor allem – die ihre Wirksamkeit täglich beweist: zur Eigenurintherapie.

Wohin Sie auch gehen, wir folgen

Ich sagte es schon: Bei Kindern halte ich nicht viel von der Injektionsform der Eigenurintherapie. Man sollte es strikt vermeiden, die Kleinen zusätzlich zu traumatisieren. In aller Regel haben wir bei Kleinkindern eine Krankheit wie Neurodermitis mit der CUX-Therapie innerhalb eines Vierteljahres im Griff.

Bei Familie Ferrara* vergingen 12 Jahre, bis ich ihr wieder etwas Gutes tun konnte. Vater Leopoldo* war mit seiner Frau, zwei Töchtern und zwei Söhnen in den sechziger Jahren aus Sizilien nach Hamburg gekommen. Er hatte gleich Arbeit im Hafen gefunden und die Arbeitsstelle behalten, bis er in Rente ging. Er kam 1977 mit seiner Familie in meine Behandlung, und sie gehörten zu meinen ersten Patienten. Ich erinnere mich, daß Leopoldo Ferrara, obschon einige Jahre in Hamburg, so gut wie kein Deutsch sprach. Er brauchte es nicht, denn die Sprache im Hafen war international. Für mich hatte es den Vorteil, daß sich die Begegnungen in der Praxis wie Operninszenierungen der alten italienischen Meister gestalteten. Die Gestik bei der Schilderung eines banalen Schnupfens war so perfekt, daß man Fanfarenbläser vor der Tür wähnte, die den Einmarsch feindlicher Truppen ankündigten. An Freud und Leid der heranwachsenden Kinder Ferrara mußte ich dann wohl oder übel in meiner wesentlich weniger dramatischen Muttersprache teilnehmen.

Im Laufe der fünf Jahre, die ich meine erste Praxis in Hamburg-Wilhelmsburg hatte, waren bis zu 30 Angehörige der weitverzweigten Familie gleichzeitig in meiner Behandlung. Zum Abschied aus Wilhelmsburg machte mir Mama Ferrara das schönste Geschenk: »Dottore, egal, wohin Sie gehen, und wenn es ist der Nordpol, wir folgen. Mein Schwiegersohn Renato* fährt uns mit seinem Opel Manta überall hin, wo Sie sind.«

Ich hörte 12 Jahre lang nichts mehr von Familie Ferrara, bis Angelina*, die mir als die Niedlichste der Ferrarakinder in Erinnerung geblieben war, zusammen mit Mutter, Bruder und Schwager, der auf Mercdes umgestiegen war, in meiner Praxis stand: Begleitung für Angelinas Zwillinge Patricio* und Mauro*, knapp zwei Jahre alt, die von einer üblen Neurodermitis geplagt waren. Weder Kinder- noch Hautarzt haben helfen können, und da sei der Vater der Kinder, dessen Oma bei mir wegen offener Beine behandelt worden sei (der aber nicht habe mitkommen können, da er aus der Nachtschicht gekommen sei), auf die Idee gekommen, mich zu fragen.

Ich erläuterte das Prinzip der CUX-Therapie und wies darauf hin, daß die Behandlung, obwohl hochwirksam, noch keine Pflichtleistung der gesetzlichen Krankenkassen sei. Die Stimme, die sich jetzt erhob, war mir vertraut:
»Dottore, ganz egal, was es auch kostet, wir bezahlen.«
Ich stellte einen Antrag auf Kostenübernahme, der später positiv entschieden wurde, und übergab die Flaschen zum Sammeln des Urins. Zwei Wochen später konnten wir be-

ginnen. Ich bat die Mutter, mit der Ernährung so weiterzumachen wie bisher, also keine besonderen Umstellungen vorzunehmen. Sie hatte nämlich schon selbst herausgefunden, was ihren Kindern gut bekam und welche Nahrungsmittel zu einem Schub führten. Ich fing mit einer »D7«-Verdünnung an, die nach einem individuellen Schema, das bei Zwillingen natürlich gleich war, zu geben war: einige Tropfen in einem Eßlöffel Wasser. Zusätzlich sollte die Haut mit unserer Eigenurinsalbe im Wechsel mit einer pflegenden Salbe eingerieben werden. Nach sechs Wochen waren die ersten Flaschen verbraucht, und wir stellten aus dem Trockenextrakt der Urinausscheidungen eine »D6« her. Nach ungefähr einem Vierteljahr war die Haut bei beiden erheblich gebessert. Nach einem halben Jahr ging es Patricio und Mauro so gut, daß ich die höchsten Weihen bekam: »Dottore, egal, was passiert, wenn Sie Hilfe brauchen, sagen Sie uns Bescheid.«

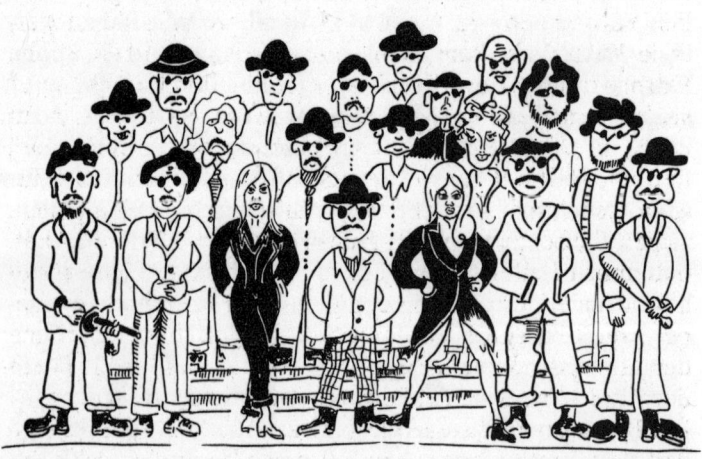

»Dottore, egal, was passiert, wenn Sie Hilfe brauchen, sagen Sie uns Bescheid.«

108

Die Ernährung – ein globales Problem

Auf kaum einem anderen Gebiet gibt es so viele Mißverständnisse und Streitigkeiten wie beim Thema Ernährung. Die zigtausend unterschiedlichen Diäten zur Gewichtsreduzierung geben Zeugnis für diese Situation. Mal werden die Fette verteufelt, mal die Zucker. Den Sportlern geht es nicht anders: Früher wurde ihnen zur Leistungssteigerung ein riesiges Steak (Eiweiß!) in die Pfanne gehauen, heute sind sich die meisten einig, daß kohlenhydratreiche Müsli zum Sieg führen. Zum Glück ist inzwischen wissenschaftlich abgesichert, daß einige Gläser Wein am Tag die Gesundheit fördern. (Prof. Dr. med. Klaus Jung: Wein – Genuß und Gesundheit, Woschek-Verlag, Mainz 1994).

Bei der Anti-Pilz-Diät gibt es ein besonderes Problem. Es ist bekannt, daß Pilze Zucker aus der Nahrung lieben. Übrigens auch Fruchtzucker und Honig. Darmpilzbefallene Patienten müssen sich also weitgehend zuckerfrei ernähren. Aber nur, wenn sie gleichzeitig die spezifischen, pilztötenden Substanzen wie NYSTATIN einnehmen. Eine zuckerfreie Diät allein kann den Hefepilz dazu bringen, in die Darmwand einzuwachsen oder sie zu durchbrechen. Er sucht sich seinen Nahrungszucker nämlich woanders, wenn er ihn im Darm nicht findet. Bei einem Vortrag in Bochum ließ eine Heilpraktikerin diese gesicherten Erkenntnisse für (den manchmal geradezu mystisch verehrten) Honig nicht gelten. Sie beharrte in der Fanatikern eigenen Weise darauf, daß unbearbeitete, »naturbelassene« Zucker in jedem Fall gesund seien. Um ihren demagogischen Redefluß zu stoppen, mußte ich grob werden: »Selbst wenn Ihnen die Biene den Honig direkt aufs Butterbrot sch....., sollten Sie ihn in der Pilzdiät meiden, den Pilzen ist der Zuckerlieferant egal.«

Bei Psoriasis- und Neurodermitiskranken hat sich gezeigt, daß bestimmte Nahrungsmittel meist besonders schlecht, andere wiederum gut vertragen werden. Auf den folgenden Seiten werden die Tabellen dazu gezeigt.

Verboten – erlaubt: Wichtige Ernährungshinweise bei Schuppenflechte und Neurodermitis

Verboten

Gewürze

Pfeffer, Nelken, Kümmel, Anis, Zimt, Paprikapulver, Senf, Peperoni, Muskatnüsse, Fertigmayonnaise, Ketchup, Tabasco, Saucen- und Suppenwürfel, Weinessig, Kräuteressig, Zitronat, Orangeat, Curry, Fertiggewürze wie Maggi, Fondor usw., Backaroma, Worcestersauce.

Alkoholische Getränke

Alle Sorten Rot- und Weißwein (auch Süßweine), Sekt, Champagner, Weinbrand, Cognac, Sherry, Cinzano, Vermouth, Portwein, Samos, alle Sorten Liköre, z. B. Eierlikör, Nußlikör, Grand Marnier, Cointreaux.

Nüsse

Haselnüsse, Walnüsse, Erdnüsse und deren Produkte wie Erdnußöl und -butter, Nuß-Backaroma, Pflanzenöle und Pflanzenfette.

Lebensmittel

Fertiggerichte, Würstchen, vorgewürztes Fleisch, die meisten Wurstsorten und Pasteten, gewürztes Gebäck, Gewürz- und Pfeffergurken, Nußgebäck, schokoladenhaltige Produkte mit Pflanzenfett.

Zitrusfrüchte

Schalen der Früchte, entsprechende Backaromen, Orangenmarmelade, fertige Zitrussäfte, Grapefruits, Lime, Bitter Lemon, Limonade.

Erlaubt

Gewürze

Rosmarin, Oregano, Thymian, Dill, Majoran, Lorbeer-
blätter, Ingwer, Basilikum, Piment, Kardamom, Safran,
Kapern, Zwiebeln, Knoblauch, Petersilie, Schnittlauch,
Tomatenmark, Obstessig, selbstgemachte Mayonnaise.

Alkoholische Getränke

Apfel- und Beerenweine, Bier, Whisky, Gin, Rum,
Wodka, Obstschnäpse, Himbeergeist, Doornkaat, Slivo-
vic.

Nüsse, Öle, Fette

Mandeln, Kokosnüsse, Pistazien, Cashewkerne, Para-
nüsse, Sonnenblumenöl, Olivenöl, Maiskeimöl, Distel-
und Sojaöl, Butter, Sonnenblumenmargarine, Kokos-
fett.

Lebensmittel

Frisches Fleisch, gekochter Schinken, gekochtes Kaßler,
Salz-, Dill- und Kräutergurken, Obst einschl. Trauben
und -saft, Gemüse, Fisch, Teigwaren, Brot, Quark, Jo-
ghurt, Butter- und Mandelgebäck, schokoladenhaltige
Produkte aus Kakaobutter, Mandelnougat.

Zitrusfrüchte

Fleisch dieser Früchte, handgepreßte Zitrussäfte.

Hinweis: Alle Nahrungsmittel, Gemüse etc., die nicht in diesen Listen
aufgeführt sind, werden individuell unterschiedlich vertragen.

Akne – kein Grund zum Verzweifeln

Das Kapitel Hautkrankheiten möchte ich mit der Schilderung eines Krankheitsfalls abschließen, der beispielhaft für etwas steht, das viele als Allerweltsproblem bezeichnen: Akne vulgaris, was wörtlich übersetzt die gewöhnliche Akne heißt, sagen wir besser: die gemeine Akne.

Niels Nielsen* hatte von seinen Eltern zum Abitur, das er mit 22 Jahren endlich geschafft hatte, ein Mazda-Cabriolet geschenkt bekommen. Auch wenn er es zum 18. Geburtstag gehabt hätte, es hätte ihm verlorenes Glück nicht ersetzen können. Niels Nielsen war todunglücklich. Seit seiner Pubertät litt er unter einer schweren Akne, der nicht beizukommen war. Versucht hatte er alles, jedenfalls soweit es ihm zumutbar erschien. Der Verzicht auf Schweinefleisch war noch das wenigste. Aber auch das, was am wenigsten Erfolg gebracht hatte. Im Grunde gar keinen. Er war monatelang mit hochrotem Gesicht rumgelaufen, nachdem ihm vom Hautarzt eine Salbe verschrieben worden war, die als Nonplusultra galt. Schließlich hatte er sich überlegt, ob die Aknepusteln nicht besser zu ertragen seien als das rote Gesicht. Seine Kameraden hatten es leichter: Sie brauchten nur zwischen den Schimpfwörtern Feuermelder, Streußelkuchen und Pizzagesicht zu variieren.

Niels Nielsen wurde zum Einzelgänger. Auch die zeitraubenden, mit großer Geduld und schwindender Hoffnung ertragenen Behandlungsmethoden wie UV-Bestrahlung und Ausquetschen der Pusteln bei der Spezialkosmetikerin waren nicht geeignet, ihn aus der Isolation herauszubringen. Sie blieben nämlich ohne Erfolg. Das einfachste schien ihm noch, regelmäßig das »hautwirksame Antibiotikum« einzunehmen. Dabei war ihm klar, daß es keine Erfolgsgarantie geben konnte, wobei ihm auch die Garantie, daß keine schweren Nebenwirkungen auftreten würden, wichtiger gewesen war.

Der Patient kam mit seinen 22 Jahren zusammen mit seiner Mutter in meine Sprechstunde, was mir unvorstellbar gewesen wäre, wenn ich nicht schon im zweiten Semester an der Universität Erlangen ein vergleichbares Erlebnis gehabt hätte. Wir hatten unter der Regie von Frank-Patrick Steckel mit den Proben zum Stück »Die traurige Geschichte von Friedrich dem Großen« begonnen, als ein für mein damaliges Empfinden »älterer Herr« ins Theater kam – eine hochelegante Erscheinung. An der rechten Hand hielt er seinen Sohn, der um Zwanzig gewesen sein mochte, in der linken dessen Trompetenkasten und sprach: »Darf er bei euch mitmachen?« (Er durfte nicht, weil im Stück kein Trompeter vorkam – und er nicht so gut spielte, daß die Rolle zusätzlich hätte eingebaut werden sollen.)

Als Frau Nielsen den Satz »Er hat noch nie eine Freundin gehabt und auch noch nie ein Mädchen geküßt« sprach, schien mir die Frau noch unangenehmer, als ich es schon bei ihrem Eintreten empfunden hatte. Niels schien unter der Situation jedoch nicht besonders zu leiden.

Ich bat Mutter Nielsen ins Wartezimmer, weil ich ihren Sohn »untersuchen wolle«. Sie folgte meiner Aufforderung erstaunt. Ich erklärte dem Patienten die Prinzipien der Eigenurinbehandlung und natürlich auch, daß wir die Narben nicht würden beseitigen können, daß aber neue Aknepustel (und damit Narben) mit großer Wahrscheinlichkeit nicht entstehen würden. Er würde dann eben aussehen wie der Schauspieler Jürgen Prochnow im Film »Das Boot«. Zum Kostenproblem wollte er die Mutter fragen. Ich antwortete, daß er das zu Hause in aller Ruhe besprechen solle.

Wir haben die Behandlung ein halbes Jahr lang regelmäßig

mit »D1«-Injektionen durchgeführt. Zusätzlich behandelte
der Patient seine Haut mit einer nichtfettenden Creme mit
Eigenurinzusatz. Nach ungefähr drei Monaten war die
Haut frei von Aknepusteln. Nach einem halben Jahr kam
Niels Nielsen nur noch alle zwei bis drei Wochen, nach
einem Jahr fand er seine Haut so gut, daß er die Behandlung abbrach. Er kam dann zwei Jahre später noch einmal
wegen eines Infekts und erzählte mir freudestrahlend, daß
die Haut gut geblieben sei.
Nach Mutter Nielsen oder gar einer Freundin habe ich
nicht mehr gefragt.

Die Indikationsbreite der Eigenharntherapie

Nach dem bisher Geschriebenen konnte beim Leser der Eindruck entstehen, die Eigenurintherapie nach Holzhüter und die CUX-Therapie nach Clement seien hauptsächlich bei Hautkrankheiten angezeigt. Das ist nicht so. Nur: Die Haut ist das jederzeit zugängliche Organ, an der Haut können wir den Erfolg der Therapie sehr leicht überprüfen. Hinzu kommt: Die beschriebenen Hautkrankheiten – Schuppenflechte und Neurodermitis – sind mit herkömmlichen Mitteln nur sehr schwer zu behandeln und auch dann nur mit allenfalls geringer Erfolgsaussicht. Darüber hinaus sind die Behandlungsmethoden, die in der herkömmlichen Medizin noch die besten Chancen bieten, mit schwerwiegenden Nebenwirkungen behaftet. Fast immer heißt es in der Dermatologie, »den Teufel mit dem Beelzebub austreiben«. Ich hatte ausführlich beschrieben, daß selbst renommierte Hautärzte in vielen Fällen die schädlichen Auswirkungen ihrer Therapie (siehe lang dauernde Kortisongabe) in Kauf nehmen, weil sie nichts Besseres haben oder vielmehr, weil ihnen nichts Besseres bekannt ist.

Was lag also näher, als die Wirkung der Eigenurintherapie zunächst bei Hautkrankheiten zu überprüfen? Und auch aus einem anderen Grund drängt sich dieses Gebiet geradezu auf. Krankheiten unterschiedlicher Entstehungsform zeigen sich hier an einem einzigen Organ. Und obwohl die Hautkrankheiten unterschiedliche Ursachen haben, können wir sie mit derselben Therapie, häufig noch dazu in derselben Dosierung, behandeln, im Idealfall heilen. Auch diejenigen Leser, die über Behandlungsmöglichkeiten anderer schwerwiegender chronischer Krankheiten wie Rheuma oder Asthma bronchiale informiert werden wollen, werden zu ihrem Recht kommen.

Die Grenzen erkennen

Jeder, der mit einer neuen Therapiemethode anfängt, gerät leicht in Versuchung, diese Therapie bei jedem Patienten einzusetzen – egal, unter welcher Krankheit er leidet. Darum noch einmal in aller Deutlichkeit: Auch die Eigenurintherapie hat ihre Grenzen. Spätestens dort, wo es bessere Methoden zur Behandlung der jeweiligen Erkrankung gibt. Ich habe gezeigt, daß es bei manchen Krankheiten nichts Besseres gibt. Aber wer etwa versucht, Durchblutungsstörungen – in welcher Form auch immer – primär mit der Eigenurintherapie zu behandeln, ist ein Scharlatan. Bei Durchblutungsstörungen, ob diese sich nun in Störungen der Gehirnfunktion zeigen, als »koronare Herzkrankheit« (von corona = Kranz, Durchblutungsstörung der Herzkranzgefäße) oder als »Schaufensterkrankheit« die Mangeldurchblutung der Beine anzeigen, ist nicht die Eigenurintherapie Methode erster Wahl, sondern vielmehr eine Form der Sauerstofftherapie angezeigt. Dabei kann man trefflich darüber diskutieren, ob die Sauerstoff-Mehrschritt-Therapie, die Ozontherapie oder als Sonderform die »Haematogene Oxidationstherapie« (Anwendung von aktiviertem Sauerstoff) wirksamer sei. Hauptsache, daß bei aller Diskussion der Patient nicht vergessen wird.
Genauso unsinnig wäre es, bei Migräne, Tinnitus (Ohrgeräusche) oder einer Maculadegeneration (Durchblutungsstörung der Netzhaut) mit Eigenurin etwas erreichen zu wollen. Und schließlich kann es sinnvoll sein, bei Erkrankungen, die eine Domäne der Eigenurintherapie darstellen, eine andere Behandlung vorzuschalten. Der Erfolg, den wir dann durch Eigenurin erreichen, wird um so größer sein.

Ein ausgebranntes Immunsystem:
Thymusextrakte helfen

Wenn ein Feuer dabei ist zu erlöschen, so hat es wenig Sinn, Luft oder auch reinen Sauerstoff in die Restglut zu blasen, man wird allenfalls ein kurzes Aufflackern bewirken. Um das Feuer auf Dauer wiederzuerwecken, muß zunächst ausreichend Brennmaterial nachgelegt werden.

Das Beispiel läßt sich trefflich auf die große Gruppe von Krankheiten übertragen, die mit einer Störung des Immunsystems, der körpereigenen Abwehr, einhergehen. Eine Immunregulation kann nämlich nur dann erfolgen, wenn es etwas zu regulieren gibt. Bevor die Eigenurintherapie als regulative Therapie eingesetzt wird, sollten diejenigen Substanzen zugeführt werden, die die körpereigene Abwehr im Gleichgewicht halten. Das aber sind Thymusbestandteile. Bei Autoimmunerkrankungen wie Rheuma, bei denen die Immunabwehr aufs schwerste gestört sein kann, oder auch beim Asthma bronchiale hat es sich als zweckmäßig erwiesen, eine Thymustherapie vorzuschalten.

Die Thymusdrüse liegt beim Menschen unterhalb der Schilddrüse hinter dem Brustbein. Beim Säugling ist die Drüse fast so groß wie das Herz und wächst dann bis zum dritten Lebensjahr. Bis zur Pubertät hält sie ihr Gewicht um ca. 40 Gramm und schrumpft dann im Laufe des Lebens. Mit ungefähr 50 Jahren sind nur noch winzige Reste des funktionierenden Gewebes vorhanden, der Rest ist in Binde- und Fettgewebe umgewandelt.

Während ihrer aktiven Zeit hat die Thymusdrüse eine überaus wichtige Funktion: Sie steuert das Verhältnis der unterschiedlichen zum Abwehrsystem gehörenden Zellen. Einerseits sorgt sie dafür, daß genügend weiße Blutkörperchen – das sind nämlich die Abwehrzellen – so programmiert werden, daß sie fremde Zellen (wie Viren, Bakterien, Krebszellen) vernichten. Andererseits wird ein Teil der weißen Blutkörperchen so programmiert, daß sie zu Suppressor-Lymphozyten werden. Diese haben die Aufgabe, überschießende Reaktionen zu supprimieren (unterdrükken). Überschießende Reaktionen etwa, wie sie bei einer verstärkt ablaufenden »Antigen-Antikörper-Reaktion« als Antwort auf die vermehrt auftretenden Antikörper erfolgen.

Bei einer Virusinfektion zum Beispiel ist es sehr erwünscht, daß sich »Killerzellen« auf den »Feind« stürzen und die Viren vernichten. Aber wenn der Feind geschlagen ist, muß ein geordneter Rückzug erfolgen. Es muß »Ruhe auf dem Feld einkehren«. Ich hatte »Rambo« Stallone schon einmal in einem anderen Zusammenhang erwähnt. Rambo bietet sich auch zur Erklärung der Funktion der Thymusdrüse an. Nachdem er die »Bösen« (Viren etc.) vernichtet hat, muß ihm jemand gut zureden, damit er nicht weiterkämpft und am Ende Amok läuft. Und die »guten« eigenen Zellen bekämpft. Ob es jemanden gibt, der den wahren Rambo besänftigen könnte, ist zweifelhaft. Die Thymusdrüse schafft es. Durch bestimmte, Lymphokine genannte Botenstoffe werden die Suppressor-Lymphozyten aktiviert, die der Schlacht ein Ende bereiten.

Versagt aber die thymusgesteuerte Besänftigung, so erleidet der Patient einen Rheumaschub oder einen Asthmaanfall, oder eine allergische Reaktion.

Natürlich können wir versuchen, und auch das ist erfolgreich, die Balance des Immunsystems zwischen angreifenden und dämpfenden Kräften durch die Eigenurintherapie wiederherzustellen. Einfacher und wesentlich schneller aber ist es, wenn wir die Steuersubstanzen zunächst von außen zuführen und dann dafür sorgen, daß sie im Gleichgewicht bleiben.

Die Thymustherapie, wie wir sie heute anwenden, geht zurück auf den schwedischen Tierarzt Dr. Sandberg, der in den vierziger Jahren aus Kälberdrüsen einen Extrakt isolierte, den er TH-10 (»THX«) nannte. Er spritzte diesen Extrakt mit Erfolg komplikationslos vielen tausend Patienten.

Nach einem weiterentwickelten Verfahren werden die Thymusextrakte heute hergestellt. Nicht mehr der »Gesamtextrakt« findet Verwendung, sondern es werden die Fraktionen ausgefiltert, die die Wirkung ausmachen. Diejenigen Bestandteile, die aufgrund des tierischen Ausgangsmaterials zu einer Allergie führen könnten, sind nicht mehr enthalten. Durch die moderne Ultrafiltration ist übrigens auch sichergestellt, daß keine spezifischen Krankheitserreger übertragen werden können. Und schließlich werden nur solche Spendertiere verwendet, bei denen über Generationen eine herdbuchmäßige Kontrolle, wie sie auch bei Zuchttieren vorgeschrieben ist, durchgeführt worden ist.

Patienten mit rheumatischen Erkrankungen oder mit Asthma bronchiale bekommen in aller Regel eine Serie von 18 Thymusinjektionen, die innerhalb von drei bis fünf Wochen gegeben werden. Eine schwerwiegende Allgemeinreaktion habe ich übrigens dabei noch nie erlebt. Manchmal kommt es zu einer Rötung an der Injektionsstelle, die gekühlt und mit einer antientzündlichen Crème eingerieben wird. Nach ein bis zwei Tagen ist die Reizung dann abgeklungen. Würde die Thymustherapie allein durchgeführt werden, so wäre eine Wiederholung nach ungefähr jeweils einem Jahr zweckmäßig. Wir nehmen die Thymustherapie aber nur als Vorbehandlung und beginnen dann mit der eigentlichen Behandlung, der Eigenurintherapie. (Info: Arbeitskreis Immuntherapie e.V., Abt. Info, Gademannstr. 16, 22767 Hamburg).

Asthmatiker –
die heimlichen Freunde der Apotheker

Bei der Auswahl seines Geschäftsstandorts sollte der Apotheker darauf achten, daß ein Lungenarzt zumindest in seiner Nähe praktiziert. Die Rangfolge der Beliebtheit ist ein-

119

deutig: Ganz unten rangiert der Augenarzt. Wenn ein Apotheker einen solchen als »Hauptverschreiber« erwischt, kann er einpacken – Augentropfen sind so billig, daß von der Gewinnspanne nicht einmal ein Lehrling bezahlt werden kann. Selbst die eilig ins Sortiment genommenen Brillenputztücher retten den Apotheker nicht aus der Misere.

Die Freundschaft des Lungenarztes zum Apotheker hat eine lange Tradition: Zur Blütezeit der Tuberkulose wurden Unmengen der speziellen Antibiotika verordnet. Hinzu kam, daß die Kranken die Medikamente viele Monate lang einnehmen mußten.

Die Tuberkulose kommt kaum noch vor – schon im Säuglingsalter wird geimpft –, aber die Apotheker werden großzügig entschädigt: durch das Heer der Asthmakranken, die von ihren Lungenfachärzten in aller Regel eine reiche Palette spezifischer Medikamente verordnet bekommen.

Es passiert nicht selten, daß mir Asthmatiker Medikamenten-Einnahme-Pläne wie den folgenden überreichen, kurz zuvor vom Lungenfacharzt aktualisiert:

Morgens, mittags, abends und zur Nacht jeweils eine Kapsel eines Medikaments, das zur Erweiterung der Bronchien führt.

Morgens, mittags, abends jeweils ein Beutel eines Granulats, das das Abhusten des Schleimes erleichtert.

Viermal täglich ein Hub eines Sprays, das die Allergiebereitschaft dämpft.

Viermal täglich ein Hub eines Kortisonsprays, das den entzündlichen Begleiterscheinungen entgegenwirkt und auch antiallergisch ist.

Viermal täglich und bei Bedarf zusätzlich ein bis zwei Hübe eines spasmolytisch wirkenden Sprays, das also auch die Bronchien erweitert, weil es der krankheitstypischen Bronchialverkrampfung entgegenwirkt.

Von Zeit zu Zeit, nämlich dann, wenn sich die Krankheit verschlechtert hat, wird zusätzlich Kortison in Tablettenform verordnet.

Wohlgemerkt, der Verordnungsplan bezieht sich nur auf die Grundkrankheit. Von den Medikamenten, die ein herzkranker Asthmapatient mit Durchblutungsstörungen zusätzlich bekommt, soll hier gar nicht die Rede sein. Und eines soll ganz deutlich gesagt werden: Asthma bronchiale, ganz gleich, aus welcher Ursache, ist eine schwere, im Anfall lebensbedrohende Erkrankung, die unbedingt wirkungsvoll behandelt werden muß. Ein »Status asthmaticus« (schwerer Asthmaanfall) muß verhindert werden. Jeder Asthmaanfall bedeutet für den Patienten eine tödliche Gefahr.

Zu fragen ist aber, ob diese Erkenntnisse, die nicht nur den Lungenfachärzten, sondern auch jedem anderen praktizierenden Arzt vertraut sind, zu dieser oben geschilderten »polypragmatischen« Therapie führen müssen. »Polypragmasie« heißt – vornehm akademisch ausgedrückt –, daß verschiedene Medikamente, die auch einzeln eine Wirkung haben, kombiniert werden mit dem Ziel, eine Wirkungsverstärkung zu erreichen.

Man kann es besser ausdrücken: Die vielen Medikamente werden gleichzeitig gegeben, weil eines schon helfen wird, und welches, ist schließlich ganz gleichgültig.

Durch den Umstand, daß ich kaum Patienten kenne, die mit der verordneten Dosis ihres »Asthma-Sprays« auskommen, wird der »Therapieansatz« vollends fragwürdig. Es ist leicht auszurechnen, daß ein Patient, der maximal acht Hübe eines Sprays am Tag nehmen soll, mit einer Spraydose, in der 200 Hübe enthalten sind, 25 Tage auskommt. Die meisten Patienten holen sich aber nach 14 Tagen ein neues Rezept, manche nach einer Woche. Das bedeutet, daß sie schon bei den geringsten Anzeichen einer Atemstörung vorbeugend sprühen, ohne Rücksicht auf die regelmäßig auftretenden Nebenwirkungen, von denen das Herzrasen noch die geringste ist. Aber den Patienten bleibt auch keine Alternative.

Die Lungenfachärzte können sehr beredet begründen,

warum ein »Stufenplan zur Behandlung des Asthma bronchiale« sinnvoll ist und auch warum meist sehr schnell die oberste Stufe (oder die unterste, je nach Standpunkt) erreicht wird oder erreicht werden muß. Aber die Lungenärzte sollten sich auch im klaren darüber sein, daß sie lediglich eine symptomatische Therapie durchführen, also dem Patienten Erleichterung verschaffen, im Idealfall die Symptome ganz zum Verschwinden bringen, aber nicht die Ursachen der Krankheit behandeln. Ich habe hier und an anderer Stelle wiederholt deutlich gemacht, daß dasselbe auch für andere Fachrichtungen und für andere Krankheiten gilt.

Viele Grüße aus Bad Reichenhall

Der kleine Kurort an der Grenze zu Österreich ist wegen seines Salzbergwerks berühmt: Man zieht sich einen Schutzanzug über, setzt sich eine Bergmannskappe auf und fährt mit der typischen Schmalspurbahn unter Tage. Schon nach einigen hundert Metern merkt man, wie die »Lunge frei wird«. Wer sich traut, rutscht auf langen Rutschen immer tiefer – die Sanitätsstation ist an den Besuchstagen besetzt –, vorbei an Stalagmiten und Stalaktiten (Auskristallisationen, die einen kommen von oben, die anderen von unten), hinein in riesige unterirdische Höhlen. Und überall das weiße Gold, das den Reichtum der Gegend begründet hat.

Ansonsten bietet der Ort nicht viel, außer der Nähe zu Salzburg und somit zu den Salzburger Festspielen, die aber nur einmal pro Jahr stattfinden. Und der Anwesenheit von Professor Nolte, einem in der Welt anerkannten Asthmaforscher.

Aus dessen Klinik schrieb mir Lisa Kowalski*, 45 Jahre alt: »Lieber Herr Doktor, ich danke Ihnen sehr, daß Sie mich hier untergebracht haben. Alle sind so nett zu mir, die

Schwestern, die Ärzte und besonders der Professor. Mir geht es auch schon viel besser. Zwar müssen wir ein hartes Programm absolvieren, aber am Wochenende bleibt immer etwas Zeit. Gestern haben wir einen Ausflug nach Salzburg gemacht. Sehr gemütlich!!! Nächste Woche geht's wieder nach Hause. Viele Grüße, auch an Ihr Praxisteam, Ihre Lisa Kowalski.«

Drei Wochen später meldete sich die Patientin von der Kur zurück, mit einem Mitbringsel: Mozartkugeln.

Weitere zwei Wochen später bat mich Lisa Kowalski, »nun endlich etwas anderes zu tun«, da ihre Beschwerden wieder da seien, im Grunde »wie eh und je«, und »ich kann doch nicht zweimal im Jahr zur Kur fahren«.

Das lassen in der Tat weder Reichsversicherungsordnung noch Ersatzkassenverträge, noch die Bestimmungen der »Rentenversicherungsträger« zu. Wahrscheinlich würden auch die Ehepartner nicht lange mitspielen, die Arbeitgeber schon gar nicht.

Ich führte eine Thymus-THX-Therapie durch, die problemlos vertragen wurde. Danach fing ich mit der Eigenurintherapie an. Die früher gewohnte Medikation wurde zunächst beibehalten. Ich begann mit 0,5 Milliliter der »D1«. Nach drei Tagen gab ich einen Milliliter. Einen Tag nach der dritten Spritze (1,5 Milliliter) rief mich die Patientin an. Sie habe am Abend nach der Spritze stärkere Atemnot gehabt: »Zwar nicht so stark wie früher, aber doch unangenehm.«

Ich ging auf eine »D6« und steigerte wie üblich von 0,5 bis 2 Milliliter. Die Patientin kam jetzt immer in die Morgensprechstunde und brachte ihren Frühurin mit. Frau Kowalski vertrug die Spritzen sehr gut, so daß wir die herkömmliche Medikation reduzieren konnten, so weit, daß die Patientin ihr »Asthma-Spray« nur noch für den Notfall bei sich hatte.

Auch bei dieser Patientin hielt der Erfolg an. Nach ungefähr vierzig Spritzen, die zuletzt nur noch einmal pro Woche gegeben wurden, kommt sie regelmäßig alle zwei Wochen zu einer Spritze. Herkömmliche Asthmamittel braucht sie nicht mehr, auch zu einer Kur ist Lisa Kowalski nicht mehr gefahren. Bei der Arbeit hat sie seither nicht einen Tag gefehlt.

Rheuma – natürlich geheilt

Arthur Lörke* war als Fliesenleger einer vom alten Schlag gewesen. Einer, der nicht auf die Minute guckte. Außer zum Feierabend hin, weil er da zur nächsten Baustelle mußte. Als er 52 wurde, merkte Arthur Lörke, daß ihm die Arbeit schwerer geworden war. Insbesondere die schmerzenden Gelenke machten ihm zu schaffen. Bis er morgens in Gang kam, dauerte es länger als früher. Manchmal konnte er gar nicht zur Arbeit gehen, die Schmerzen waren dann schier unerträglich. Die Arbeitsunfähigkeitszeiten häuften sich und wurden länger. Der Hausarzt untersuchte selbst und veranlaßte aufwendige Diagnostik, einschließlich Computertomographie und Szintigraphie (spezielle Röntgenmethode, u. a. zum Aufspüren von Entzündungsherden).

Mit 54 Jahren wurde Arthur Lörke wegen einer rheumatischen Polyarthritis (entzündlicher Befall mehrerer Gelenke) berentet. Der Hausarzt sparte nicht mit der Verordnung von Schmerzmitteln, die dem Patienten allerdings Magenschmerzen verursachten. Der Orthopäde war großzügig bei der Verschreibung von Krankengymnastik und Bewegungsbädern. Ein sechswöchiger Aufenthalt in einem der Rheumabäder führte nicht dazu, daß der Patient wieder arbeiten konnte. Im Gegenteil – er wurde immer steifer, bis er nicht einmal mehr seine Arbeit in Haus und Garten erledigen konnte.

Arthur Lörke kam zu mir, weil ich einer Verwandten mit Sauerstoff und eigenuringetränkten Kompressen geholfen hatte. Sauerstoff zur Verbesserung der Durchblutung, die Kompressen zur Anregung der Wundheilung gegen die offenen Beine. Die zunächst schmierig belegten, zusammen mehrere handtellergroßen Wunden waren langsam vom Rand her zugewachsen. Diese Methode der äußerlichen Eigenurinanwendung ist übrigens bei Hautschäden sehr sinnvoll. Als alleinige oder zusätzliche Therapie. Und diese Anwendungsart ist ästhetisch auch akzeptabel.

Arthur Lörke war mit mir ins Gespräch über Urinanwendungen gekommen, als er für seine Verwandte den Fahrdienst in meine Praxis gemacht hatte.

Am nächsten Tag brachte er alle Unterlagen mit. Die Befunde waren eindeutig, so daß nicht erneut eine aufwendige Diagnostik durchgeführt werden mußte. In dem Kurbericht stand auch, daß eine MTX-Behandlung durchgeführt worden war. Das ist die zytostatische Behandlung, die ich schon im Kapitel »Schuppenflechte« beschrieben habe. Auch diese Behandlung hatte keine Besserung gebracht.

Ich nahm dem Patienten Blut ab, und da die Entzündungszeichen nicht sehr ausgeprägt waren, konnten wir am nächsten Tag mit der Thymus-THX-Behandlung beginnen. Vier Wochen später fing ich mit der Eigenurintherapie an. Die anfangs gegebene »D3« behielten wir während der gesamten Therapie bei. Der Erfolg ließ ungewöhnlich lange auf sich warten: Erst nach über einem Jahr zeigte sich eine Besserung der Beweglichkeit und auch eine deutliche Reduktion des Verbrauchs an Schmerzmitteln. Wir führen die Behandlung einmal pro Woche weiter.

Schlußbemerkung

Ich habe in diesem Buch Beispiele dafür gegeben, wie chronische Erkrankungen durch die Eigenurintherapie nach Holzhüter und/oder durch die CUX-Therapie nach Clement gebessert oder geheilt werden können. Bei der Behandlung von allergischen Erkrankungen haben wir mit unserer Therapie eine natürliche und wirkungsvollere Alternative zu den herkömmlichen, teils gefährlichen Methoden (»Desensibilisierung«).

Eines muß deutlich als Warnung gesagt werden: Die Eigenurintherapie ist keine Universalmethode gegen jede Erkrankung. Gerade in der Krebsbehandlung gibt es – auf jeder Seite – Scharlatane zur Genüge.

Aufgrund des Wirkprinzips ist es aber denkbar, daß die Eigenurintherapie auch Krebskranken hilft. Zumindest durch eine Besserung des Allgemeinbefindens. Gerade in diesem sensiblen Bereich brauchen wir noch viel Zeit, bis wir mit unseren Erfahrungen an die Öffentlichkeit treten können. Und bis wir die Forschungsabteilungen an den Universitäten – wieder einmal – auffordern können, sich dieser Therapie anzunehmen. Und uns die Wirkungen zu erklären, die wir täglich in der Praxis sehen.

Die Koordination der Beantwortung von Anfragen, sowohl von Patienten als auch von Ärzten, Entgegennahme von Hinweisen, Nachweis der Behandlungsmöglichkeiten usw., hat freundlicherweise übernommen:

FÜR DEN PATIENTEN, Gesellschaft zur Förderung weiterführender Medizin e.V.

Bei Anforderung von Informationen bitte 4 DM in Brief-
marken beifügen!

Bitte beachten Sie jedoch, daß auf diesem Wege keine individuellen Therapieempfehlungen gegeben werden dürfen.
Der Einsender erklärt sich damit einverstanden, daß seine
Anfrage ggfs. an geeignet erscheinende Personen oder Or-
ganisationen weitergeleitet wird. Sperrvermerke sind deutlich anzubringen.

Postanschrift:

Patienten-Gesellschaft
Ring 8
21073 Hamburg

Sachwortregister

Der Medizin-Bestseller

Dr. med. Rainer Holzhüter

WEHRT EUCH, PATIENTEN!

Ein Kassenarzt packt aus

272 Seiten, Broschur
ISBN 3-548-35561-7
5., aktualisierte und erweiterte Auflage

Unser Gesundheitssystem ist krank. Rainer Holzhüter, Jahrgang 1947 und seit 18 Jahren Kassenarzt in Hamburg, entlarvt schonungslos die Krankmacher unseres Gesundheitssystems. Seine brisante, bittere Diagnose lautet: zuviel Diagnostik, zuwenig Therapie, ein erstarrtes Verwaltungssystem, unfähige Medizintheoretiker, sinnloser Kampf zwischen Schulmedizin und Naturheilkunde. Nutznießer sind skrupellose Ärzte, die Krankenkassen und die Pharmaindustrie – auf der Strecke bleibt der Patient.

Aber der Autor beläßt es nicht bei einer bloßen Bestandsaufnahme. Im umfangreichen »therapeutischen Teil« des Buches zeigt er Auswege aus dem Dilemma. Schwerste Leiden, aber auch weniger gefährliche, können wirkungsvoll behandelt werden: mit naturnahen neuen Methoden unter Einbeziehung bewährter Therapiekonzepte. Gezeigt wird auch, wie Arzt und Patient gemeinsam und erfolgreich die Finanzierung alternativer Therapien durch Krankenkassen bewirken können.

 Ullstein

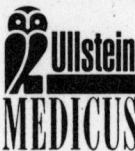

Ullstein MEDICUS

Solides Wissen
von qualifizierten
Fachleuten
für anspruchsvolle
Leser

In der Reihe
Ullstein Medicus
sind u. a. erschienen:

Prof. Dr. med. Hans Meffert
Schuppenflechte
120 Seiten, 8 Abbildungen
ISBN 3-548-27813-2

Prof. Dr. med. Friedrich Schröpl
Rita Malcomess
Neurodermitis bei Kindern
168 Seiten, 17 Abbildungen
ISBN 3-548-26822-1

Prof. Dr. med. Karl Hecht
**Selbsthilfe bei
Schlafstörungen**
164 Seiten, 12 Abbildungen
ISBN 3-548-27802-7

Dr. med. Elke Eberhardt
**Wenn die Beine nicht
mehr wollen**
128 Seiten, 15 Abbildungen
ISBN 3-548-27819-1

Prof. Dr. med. Hans Meffert
Akne
80 Seiten, 14 Abbildungen
ISBN 3-548-27817-5